JN206850

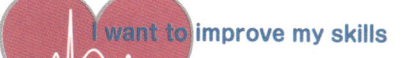
I want to improve my skills

ナースのためのスキルアップノート

看護の現場ですぐに役立つ

小児看護の キホン

子どもの気持ちを楽にする看護法が身に付く！

渡邉 朋 他著

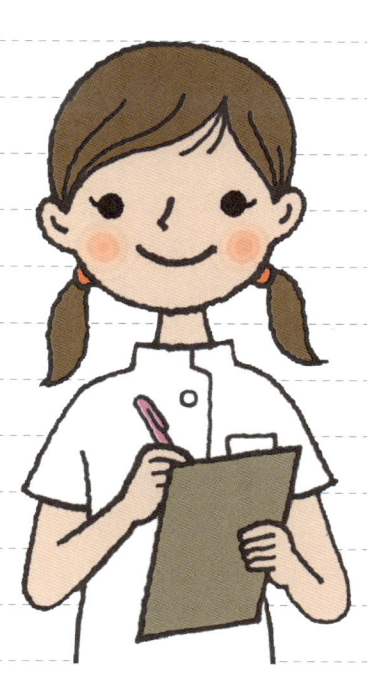

秀和システム

はじめに

　小児看護は、赤ちゃんから中学生、高校生までの幅広い患者さんを対象とし、各時期の発達段階に合わせた看護が求められます。子ども達が入院する病院は、小児専門病院では疾患や年齢ごとに病棟が分かれていることが多いですが、総合病院や大学病院の小児病棟では、年齢や疾患を問わず、幅広い子どもが対象となります。

　小児看護を始めたばかりのナースにとっては、多くの疾患理解の大変さだけでなく、側に寄るだけで泣いてしまう子どもや多くを語らない思春期患者の看護を難しいと感じことがあるかもしれません。

　また、少子化が進み、一般病棟に子どもが入院する混合病棟が増え、成人患者のケアをしながら子どもの看護を行う状況も増えています。日々成人患者を対象としている看護師にとっては、時々出会う子どもの看護にはさらに困難感を抱くかもしれません。

　自覚症状を正確に訴えることができない子どもの全身状態の把握や異常の早期発見のためには、フィジカルアセスメントが重要です。しかし、医療者が行う聴診や触診などはふだんの生活とは異なる非日常的なことであり、医療者が近づくだけで泣き、安静時の正しい情報が得にくい状況が多くあります。子どもの発達段階に合わせたコミュニケーションのポイントを生かすことで、より正確な情報が得られます。

　また、子どものフィジカルアセスメントは、聴診や触診だけでなく、遊びや食事、睡眠などの日常生活行動から得られる情報や、家族から得られる情報が重要となります。さらに、不慣れな環境や、初めての検査、処置などは、何をされるのかわからなかったり、何となくわかっていてもどうしていいかわからなかったり、子どもの不安な気持ちを増強させます。このような心理的混乱を最小にし、子どもの力で対処できるよう支援することが小児看護には重要です。

　本書によって、小児看護の基本的なポイントを理解していただき、日常の看護業務に役立てていただければ幸いです。

2018年1月　著者を代表して

contents

chapter 1 小児看護の基本

chapter 2 小児の心と体

chapter 3 バイタルサインによるアセスメント

chapter 4 症状からみる小児の疾患

chapter 5　プレパレーション

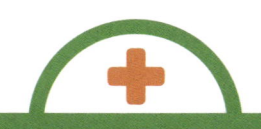

本書の特長

　小児病棟で働き始めたばかりの新人ナース、あるいは混合病棟で成人看護を行いながら小児看護も担う看護師にとって役立つ基本的内容をまとめています。一般的な子どもの発達と日常生活行動の理解、バイタルサイン測定や症状を理解できる内容です。また、外来や病棟での検査や処置による子どもの不安を軽減するためのプレパレーションに役立つ内容となっています。

役立つポイント1　小児看護に必要な一般的な成長・発達が理解できる

　小児は個人差が大きいのが特徴ですが、一般的な成長・発達や発達段階によって異なる正常値を理解しなくては、いまの状態が正常なのか異常なのかアセスメントできません。特にChapter1、2は、一般的な小児を理解できる内容になっています。

役立つポイント2　現場で役立つ観察やアセスメントのポイントがわかる

　Chapter3や4では、何らかの症状を訴える子どもを前に、何を観察すべきか、どのようにアセスメントすべきかのポイントがわかるような内容になっています。

役立つポイント3　明日から使える看護のポイントがわかる

　泣いてばかりいる子どもを前にどうしよう、側で不安そうにしている家族に何をしたらよいだろう、検査を拒否する子どもを前にどうしよう、など困難に感じやすい場面で、子どもや家族に何が起き、どんな支援が必要なのか紹介しています。こういうことならやってみよう！　これならやれそう！　と感じていただけたら幸いです。

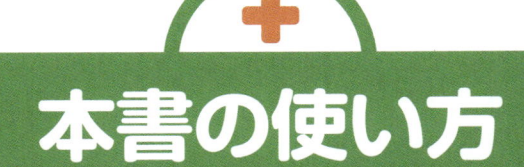

本書の使い方

本書はChapter1からChapter5までで構成されています。

Chapter1　小児看護の基本

　小児看護において大切な「子どもの最善の利益を守る」ために知っておくべき子どもの権利、小児看護の役割について、また、病気の子どもに必要な観察や家族支援、ストレスや遊びについて紹介します。

Chapter2　小児の心と体

　子どもをアセスメントするときに基本となる心と身体や生活習慣の特徴について書かれています。そして、近年注目されている子どもの心と身体に関するトピックスについても紹介します。

Chapter3　バイタルサインによるアセスメント

　生命徴候を示すバイタルサインから、どのようにアセスメントしていけばよいのか、小児の特徴をふまえて解説します。

Chapter4　症状からみる小児の疾患

　小児期は感染症をはじめ、年齢特有の様々な疾患に罹患します。そのときに生じる症状を理解することで、適切なアセスメント・対応につなげていくことができます。

Chapter5　プレパレーション入門

　明日からでも取り組んでいただけるよう、プレパレーションの概論から、実際現場で行っているプレパレーションのノウハウまでを解説します。

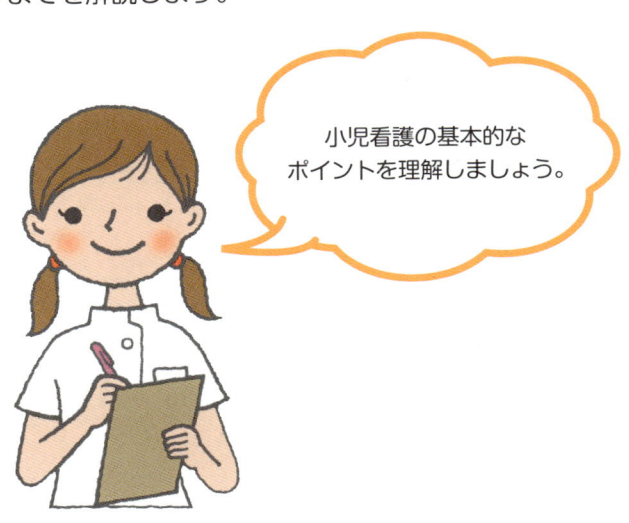

小児看護の基本的な
ポイントを理解しましょう。

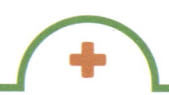

この本の登場人物

本書の内容をより理解していただくために
ベテランナース、先輩ナースからのアドバイスや、ポイントを説明しています。
また、新人ナースや患者の子どもたちも登場します。

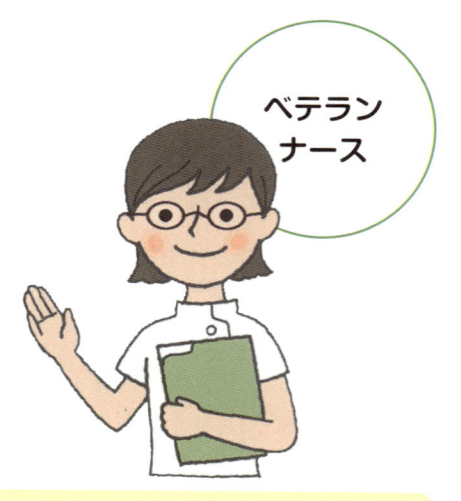

ベテラン
ナース

看護師歴10年。やさしさの中にも厳しい指導を信念としています。

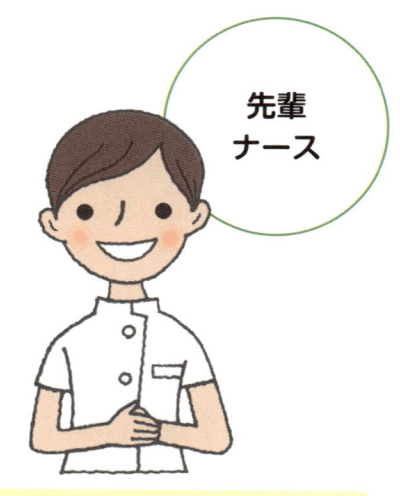

先輩
ナース

看護師歴5年。身近な先輩であり、新人ナースの指導役でもあります。

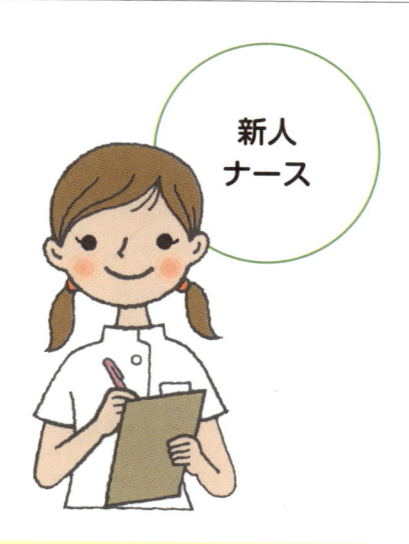

新人
ナース

看護歴1年、いろいろな整形外科の症状について勉強しています。医師や先輩たちのアドバイスを受けて早く一人前のナースになることを目指しています。

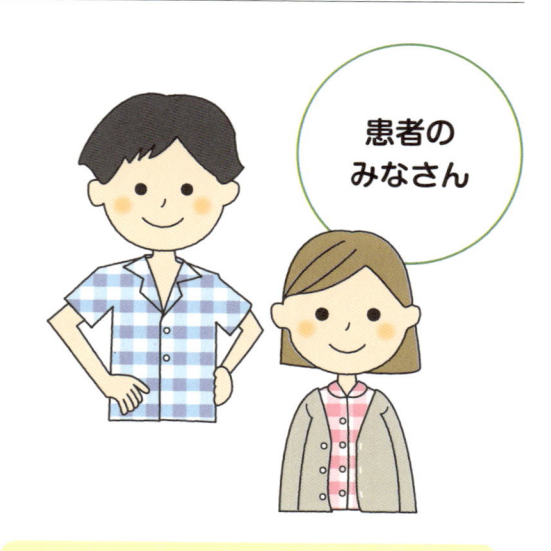

患者の
みなさん

患者の子どもたちからも、ナースへの気持ちなどを語っていただきます。

小児看護の基本

小児看護において大切な「子どもの最善の利益を守る」ために
知っておくべき子どもの権利、小児看護の役割について、
また、病気の子どもに必要な観察や家族支援、
ストレスや遊びについて紹介します。

小児看護とは

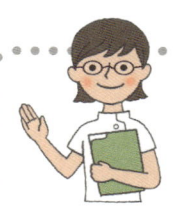 小児看護の対象や入院環境は時代と共に変化しつつありますが、「子どもの最善の利益を守る」ことは、いつの時代においても小児看護を担う看護師の大切な役割です。

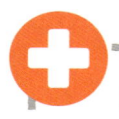 小児看護の対象

小児看護の対象は、生まれてから15歳くらいまでといわれていますが、実際には胎生期から成人までに広がっています。お腹の中の赤ちゃんに異常が見つかり、母体にリスクがある場合ではNICU（Neonatal Intensive Care Unit）における高度な医療の必要性を想定し、出産前から産科と協働する必要があります。

また、幼少期の疾患が慢性的に経過する場合や、障がいをもつ子どもの増加により、成人期以降にも継続して小児病棟や小児外来で診療を受ける患者が増加しており、思春期や青年期の特性に対応する医療や成人診療科への移行に向けた支援体制が課題となっています。

さらに、子どもにとって影響の大きい家族もまた小児看護の対象として捉えるようになってきており、家族看護の視点をもった幅広いケアが求められています。

子どもの入院環境

近年、少子化により、子どものみを対象とする病棟が減り、成人患者と一緒の混合病棟が増えています。プレイルームや院内学級がなかったり、子どもが泣くと周りへ迷惑がかかってしまったり、入院環境の整備が不十分な状況があり、子どもに適した環境が求められています。設備をすぐに整えることが難しい状況であっても、子どもや家族とコミュニケーションをとり、子どもの権利（後述）を擁護するケアを考えることによって、できる看護がたくさんあります。

入院に家族が一緒に寝泊まりする付き添いについては、施設や病棟によって異なります。集中治療を行うICUやNICUでは面会制限があり、小児病棟では感染予防の観点からきょうだい面会を制限している施設もあります。母子分離不安が強い1歳前後や、子どもの不安や苦痛が強い場合、退院に向け家族がケアを習得する必要がある場合などは家族や子どもの意向に合わせて付き添いを選択できることが望ましいです。

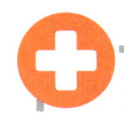

子どもの最善の利益を守る

　1988年に病院の子どもヨーロッパ協会（European Association for Children in Hospital：EACH）が**子どもの病院が備えるべき環境の10の必要条件**を発表しています。また、日本看護協会から「小児看護領域で特に留意すべき子どもの権利と必要な看護行為」が1999年に提示されました。

　看護師は、「子どもの最善の利益を守る」立場にあり、入院中の子どもが、主体的に治療やケアに参加できるよう支援しなくてはなりません。「いってもわからないだろう」、「嫌がると困る」など大人の都合で治療やケアが進むことがないように、子どもの権利を尊重した看護ケアになっているかを常に考えながら看護することが大切です。

　親が子どもの状況に動揺し子どもの意見や思いを聴く余裕がなかったり、子どもの理解や対処する能力を実際より低く捉えている場合があります。看護師は、親が子どもにとってよい方法を考えられているか見極めたり、子どもの能力を判断し親へ伝えるなど、親が子どもの権利を尊重したかかわりができるよう支援することも必要です。

▼病院のこども憲章（EACH憲章）＊

1. 必要なケアが通院やデイケアでは提供できない場合に限って、こどもたちは入院すべきである。
2. 病院におけるこどもたちは、いつでも親または親代わりの人が付き添う権利を有する。
3. すべての親に宿泊施設は提供されるべきであり、付き添えるように援助されたり、奨励されるべきである。親には、負担増または収入減が起こらないようにすべきである。こどものケアを一緒に行うために、親は病棟の日課を知らされて、積極的に参加するように奨励されるべきである。
4. こどもたちや親たちは、年齢や理解度に応じた方法で、説明を受ける権利を有する。身体的、情緒的ストレスを軽減するような方策が講じられるべきである。
5. こどもたちや親たちは、自らのヘルスケアに関わるすべての決定において説明を受けて参加する権利を有する。すべてのこどもは、不必要な医療的処置や検査から守られるべきである。
6. こどもたちは、同様の発達的ニーズをもつこどもたちと共にケアされるべきであり、成人病棟には入院させられない。病院におけるこどもたちのための見舞い客の年齢制限はなくすべきである。
7. こどもたちは、年齢や症状に合ったあそび、レクリエーション、および、教育に完全参加すると共に、ニーズに合うように設計され、しつらえられ、スタッフが配置され、設備が施された環境におかれるべきである。
8. こどもたちは、こどもたちや家族の身体的、情緒的、発達的なニーズに応えられる訓練を受け、技術を身につけたスタッフによってケアされるべきである。
9. こどもたちのケアチームによるケアの継続性が保障されるべきである。
10. こどもたちは、気配りと共感をもって治療され、プライバシーはいつでも守られるべきである。

＊出典：病院のこども憲章、こどもの病院環境＆プレイセラピーネットワークNPHC。

▼子どもの権利

● 治療や看護に対する説明
　子どもたちは、常に子どもの理解しうる言葉や方法を用いて、治療や看護に対する具体的な説明を受ける権利がある。

● 子どもの心身にかかる侵襲*
　必要なことと認められたとしても子どもの心身にかかる侵襲を最小限にする努力をしなければならない。

● プライバシー、名誉および信用
　いかなる子どもも、恣意的にプライバシーが干渉されまたは名誉および信用を脅かされない権利がある。

● 安全な治療や看護
　子どもは抑制や拘束されることなく、安全に治療や看護を受ける権利がある。やむを得ない場合、子どもと保護者へ十分説明し、必要最小限にとどめなくてはならない。

● 意見の表明、表現の自由
　子どもは、自分にかかわりのあることについての意見の表明、表現の自由についての権利がある。

● 家族と一緒
　子どもは、いつでも家族と一緒にいる権利がある。

● 教育
　子どもは、その能力に応じて教育を受ける権利が保証される。幼い子どもは、遊びの機会が保証される。

● 保護と援助
　子どもは保護者からの適切な保護と援助を受ける権利がある。

● 平等な医療
　子どもは、国民のひとりとして、平等な医療を受ける権利がある。

***侵襲**　病気や怪我だけでなく手術などの治療行為も含めて、身体を傷付けること全般を指す。

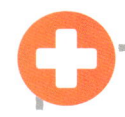

小児の成長・発達

　小児の身体は解剖学的・生理学的にも発達途上にあり、それぞれの健康レベルに応じて、発達課題を達成していくことが大切です。しかし、健康状態や生活環境、家庭環境などの影響により、小児の成長・発達は大きな影響を受けます。そのため、看護師は、一般的な小児の成長・発達を理解し、子どもに生じている問題を見極め、適切な支援を提供する必要があります。

●小児の発達区分

小児の発達は次のように区分されます。

新生児　生後4週(28日)未満。出生し外界に適応していく時期。
乳児期　生後1年未満。成長・発達が著しく、母親や家族ときずなを深める。
幼児期　生後1年以降から6歳頃まで。基本的な生活習慣を獲得していく。
学童期　幼児期以降から12歳頃まで。友人との交流が増え社会性が発達していく。
思春期・青年期　12歳頃から22歳頃まで。成人へ移行していく時期。

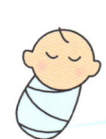 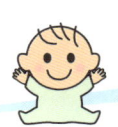 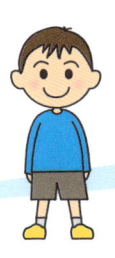 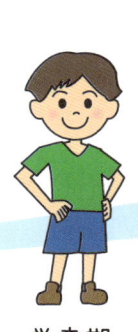 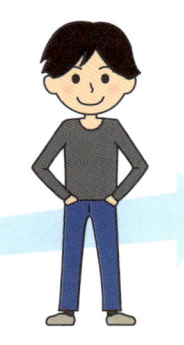

新生児	乳児期	幼児期	学童期	思春期・青年期
生後4週(28日)未満	生後1年未満	生後1年〜6歳頃まで	幼児期以降〜12歳頃まで	12歳頃〜22歳ぐらいまで

●成長(growth)と発達(development)

成長と発達とは次のような変化です。

成長　身長、体重、頭位など計測が可能な形態的、量的な変化のこと。
発達　運動、言語、臓器などの機能的、質的な変化のこと。

詳しい内容は、Chapter2を参照してください。

小児看護の役割

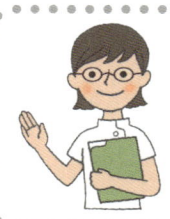

小児看護は、成長・発達過程にある子どもを対象とし、対象の子どもがそれぞれの健康レベルに応じて、健やかな成長・発達を遂げられるよう支援し、病気や障害があっても、その子なりに身体・精神・社会面の調和をとり、快適に生活できることを目指しています。

➕ 成長・発達の促進

一般的に知られている**エリクソンの自我発達理論**は、それぞれの段階に乗り越えるべき課題と危機が存在し、その葛藤を乗り越えることによって自我が発達していくといわれます。発達段階に応じた各時期の発達課題を達成していけるよう支援することが大切です。

▼エリクソンの自我発達理論

発達段階	発達課題 対 心理社会的危機	看護のポイント
乳児期 0〜1歳	基本的信頼感 対 不信感	ニーズに的確に対応してくれる養育者が必要。子どもと養育者が安心して触れ合えるようにする。
幼児初期 1〜3歳	自律性 対 恥・疑惑	基本的生活習慣を獲得していく時期であり、成功体験による満足や誇りが大切。自分でできることはやってみたり、できたら褒める。親が見守れるように働きかける。
幼児後期 3〜6歳	積極性 対 罪悪感	周囲への探索に関心をもつ。「やってみたい」という好奇心や自主性を生かす。社会的規範として行き過ぎた好奇心に対しては助言しつつ、集団遊びや他者との交流ができるようにする。
学童期 6〜12歳	勤勉性 対 劣等感	学校の集団生活から他者との違いを認識し、自己に対する肯定感と否定感を体験する。自身の考えを表出できるようにする。できていることに自信がもてるようかかわる。
青年期 12〜20歳	自我同一性の確立 対 自我同一性の拡散	心理・社会的な強さが現れる。家族以外の、新たな集団とのかかわりを大切にする。病気により仲間や社会生活からの孤独感が強まっていないか気にかけ、新たな仲間づくりの機会をもてるようにする。

小児の成長・発達には家族のかかわりも大きく影響します。一般的な育児の知識を提供し、親の不安が緩和できるよう支援します（本文18ページの家族への支援で詳しく述べています）。

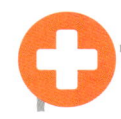

子どもの健康増進

　様々な健康レベルにある子どもが、より健康的な生活を送れるように支援する役割があります。運動不足や食生活の変化、不規則な睡眠などの生活習慣の悪化が、子どもの肥満や生活習慣病を増加させています。ふだんスポーツドリンクやジュースばかり摂取し、水やお茶が嫌いな子ども

や、遊び食べや偏食が目立つ子どもによく出会います。子ども自身への健康教育を行うこと、家族の生活スタイルや価値観を把握し、子どもに起こりやすい健康問題や予防について情報提供することが必要です。

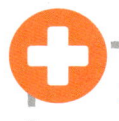

子どもの疾患管理

　看護師は、子どものセルフケア能力をアセスメントし、ケアを提供する必要があります。子どもは、親などの行動を模倣し、行動を繰り返し、行動の動機づけを行うことで学習します。乳幼児期は、自らの健康や安寧のために他者に依存している状態ですが、学童期以降は、生活範囲が拡大し、

自らの健康に関するケア方法を学ぶ大切な時期です。「できない」と決めつけることなく、発達過程にあることを忘れてはいけません。治療にかかわる選択肢を提示し、子どもの決定能力を高め、主体的な参加を促すことが大切です。

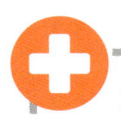

子どもの苦痛緩和

　健康問題をもつ子どもは、病気による痛みや処置・検査に伴う苦痛を体験することが多くなります。看護師は、これらの苦痛を取り除くためのケアを提供する役割があります。処置・検査に伴う苦痛についてはChapter5で詳しく述べています。

子どもの場合、年齢によって痛みの表現が異なり、気持ちや捉え方によっても左右されやすく、言語的な表現が不十分なため、的確な評価が難しくなります。しかし、痛みが続くことで恐怖や罰として記憶してしまう場合もあり、適切に対処しなくてはなりません。

●自己申告スケール

　フェイススケールは幼児期から学童前期、ビジュアル・アナログ・スケール (VAS) は学童後期以上で用いられることが多いです。痛みをアセスメントする際は、バイタルサイン、表情や機嫌、活気、発汗、睡眠や食欲など多角的にアセスメントする必要があります。また、痛みを増強している因子や緩和している因子の影響について把握し

ます。「痛そうにみえない」状況では、たまたま痛みを緩和する因子が活用されている場合があるため、子どもが表現するありのままを受け止め、どうしたら良さそうか提案し、一緒に考えることが重要です。さらに、その子なりの気晴らしの方法や、周囲のサポートを積極的にケアに取り入れることも大切です。

　痛みを増強させる因子：不眠、疲労、不安、恐怖、怒り、悲しみ、うつ、孤独感
　痛みを緩和させる因子：休息、周囲の共感、理解、人とのふれあい、気晴らしの行動、不安の減退

▼Wong-Baker によるフェイススケール

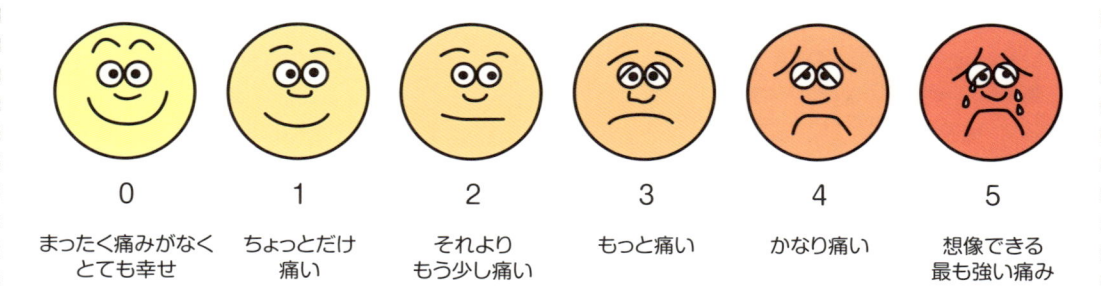

0	1	2	3	4	5
まったく痛みがなく とても幸せ	ちょっとだけ 痛い	それより もう少し痛い	もっと痛い	かなり痛い	想像できる 最も強い痛み

出典：Whaley L. Wong DL：Nursing care of Infants and Children.6th ed,Mosby,St.Louis,1999,pp2040-2041.

▼ビジュアル・アナログ・スケール（VAS）

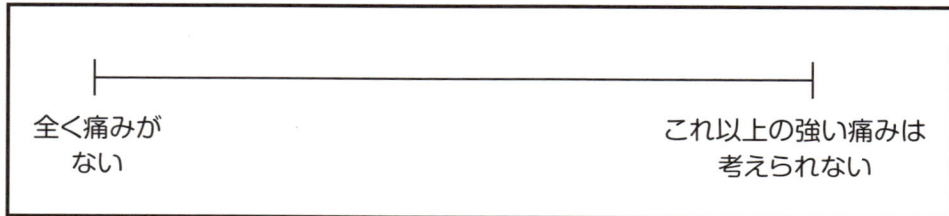

Visual Analogue Scale (VAS) 10cm

全く痛みが
ない

これ以上の強い痛みは
考えられない

出典：Whaley L. Wong DL：Nursing care of Infants and Children.6th ed,Mosby,St,Louis,1999,pp1155.

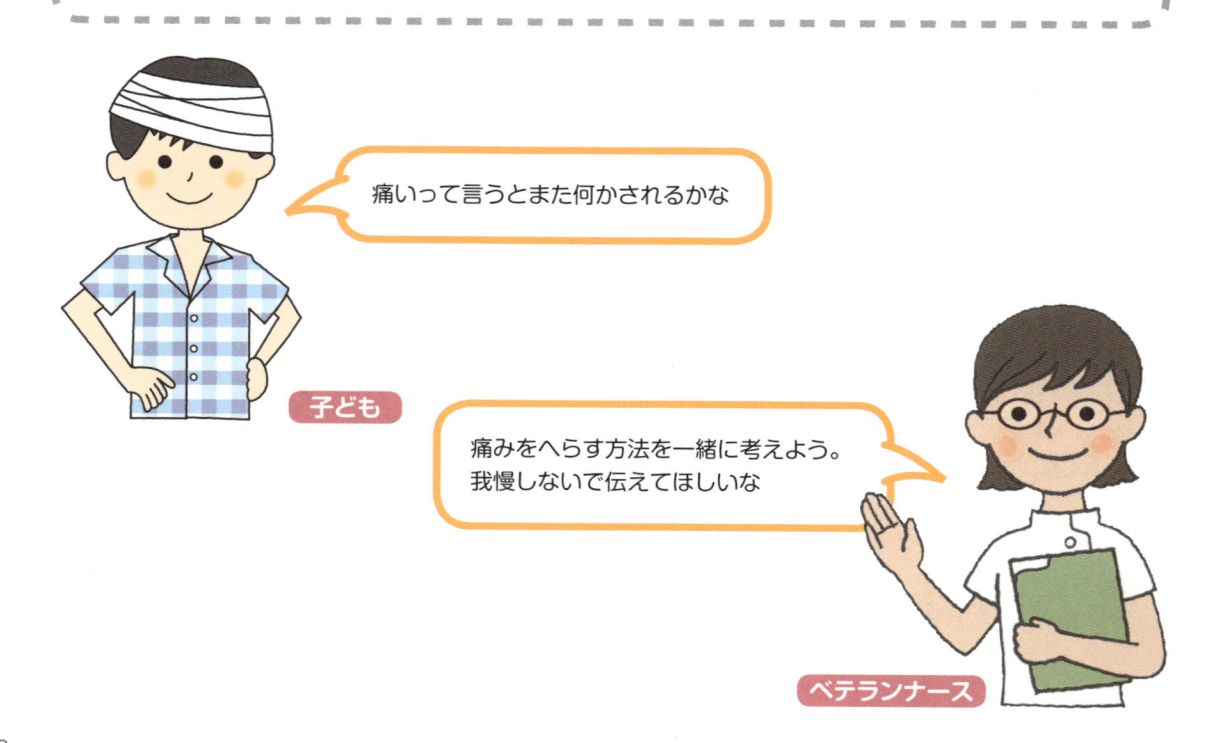

痛いって言うとまた何かされるかな

子ども

痛みをへらす方法を一緒に考えよう。
我慢しないで伝えてほしいな

ベテランナース

家族への援助

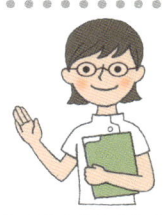

子どもは、家族の一員であり、家族の影響を受けながら成長・発達していきます。家族もまた、子どもの病気などの影響を受け、様々な課題を抱えます。子どもの年齢や病態によって家族のニーズは異なりますが、ここでは、子どもの病気に伴う家族の変化や支援方法について述べます。

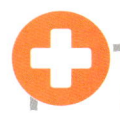

子どもの病気への家族の反応

●子どもの病気や予後への不安

病気の重さや予後、入院生活に関する不安を抱きます。初めての入院や情報が不十分な場合には特に不安が強くみられます。

●子どもの苦痛に対する心痛

症状や処置により、子どもが苦痛や不安を経験している状態を前にし、辛い思いを抱きます。必要とわかっていても、治療や処置をしないですまないかなど葛藤します。

●自責の念

もっと早く発見できなかったのか、あのときの対応が良くなかったのではないか、など自責の念を抱くことがあります。医療的ケアが多いほど、親としてできることが減り、無力感を抱く場合があります。

●生活の変化

子どもの入院に家族が付き添い、入院が長期に及ぶ場合、病院が遠方な場合などでは生活スタイルを変化させなくてはなりません。母親は面会や付き添いにより心身的な負担が生じやすく、父親は仕事や自分の時間を減らし、家事と育児に費やす時間が増えることにより、負担が生じやすくなります。

●きょうだいの変化

入院している子どもと離れたり、親が面会や付き添いのため不在になることで寂しさや不安を抱いたり、入院しているきょうだいに嫉妬や憎悪を抱いてしまう場合もあります。適切な説明がされていなかったり、入院が長期に及ぶと退行現象＊や身体症状が現れたり、不登校になってしまう場合もあります。

＊**退行現象**　親の関心を引くために赤ちゃんに逆戻りしたような言動をすること。

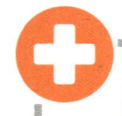

家族への支援

子どもの病気による家族生活の変化に対し、家族が支え合い、うまく対応できる場合もあれば、対応しきれずにバラバラになってしまう場合もあります。家族の強みを引き出し、うまく適応していけるよう支援する必要があります。

●病気や治療についての適切な情報提供

子どもの病気に関する様々な情報が家族に適切に伝わっているか確認します。医師からの説明に同席し、わからない部分や不安なことを尋ねられるよう促し仲介します。説明後に「改めて考えたらよくわからなかった」といわれることも少なくありません。繰り返しの説明や、経過に応じた情報提供が重要です。

●家族への情緒的支援

家族とコミュニケーションをとる機会を積極的にもち、話をしやすい雰囲気をつくり傾聴したり、家族が直面している状況や葛藤を共感的に受け止めたりし、不安などの気持ちを表出できるようケアします。また、ストレスに家族なりの方法（発散する場、問題解決の方法を見出す、周囲へ相談するなど）で対処できるよう支援することも必要です。

●子どもの育児や健康管理についての支援

一般的な育児に関すること、病気の子どもを育てるための知識や技術を提供します。「こんなこと聞いていいのかな」と質問されることがよくあります。内容は、「離乳食を食べてくれない」、「夜泣きがひどい」など一般的な育児に関することが多いです。家族とコミュニケーションを積極的にとり、不安の表出や質問がしやすい雰囲気や余裕をみせることが大切です。

子どもの病気に関する健康管理が必要な場合は、家族の準備状態やケアを担うメンバーを見極め、家族の技術習得に向けたプランを立有し、段階的に進めていきます。また、学童以降では、子どもが主体的に療養行動に取り組めるように、子どもの発達段階や自律に合わせたケア方法を家族と一緒に考える必要があります。

●家族調整の把握と支援

面会や付き添いをどうするか、家族の誰がするか、サポートは得られるか、仕事はどうするか、きょうだいの世話は誰がするかなどの家族役割の変更について把握します。尋ねることで、家族が調整の必要性に気づくこともあります。面会時間や付き添い方法の変更により、家族が調整しやすくなる場合もあるため、病院側の可能な対応について提案、相談する必要があります。

看護師さん
よろしくお願いします

●きょうだいへの支援

急にきょうだいが入院し、「この前けんかしたからだ」、「この前○ちゃんなんてどっかいけーって言っちゃったからだ」などと病気になったのは自分（きょうだい）のせいだと思っている場合も少なくありません。

病気になった子どもや親と同様に、きょうだいへの説明も重要です。きょうだいの年齢や理解に応じた説明を誰が、いつ、どのようにするのかを家族と相談し、必要時には医療者から説明を行い、病気になったのはあなたのせいではないということをきちんと伝えることが大切です。

また、親は病気の子どものことで精一杯になってしまうことが多いため、きょうだいが睡眠や食事、通学、習い事、友人との交流など、それまでの生活が維持できているか確認し、親がきょうだいへ対応できるよう働きかけることも重要です。

●家族の意思決定支援

病気をもつ子どもを育てる家族は、様々な意思決定をしなければならない状況があります。子どもの最善を考えることができるように、必要な情報を提供したり、家族での話し合いを促したり、家族が自分達の考えや価値観を表出したり認識できるよう支援します。家族と医療者が、状況や年齢に応じて子どもも含め、話し合いをもち、意見を表出できるよう支援します。

●社会資源の提供

必要な社会資源を活用できるよう相談できる窓口の情報提供を行います。

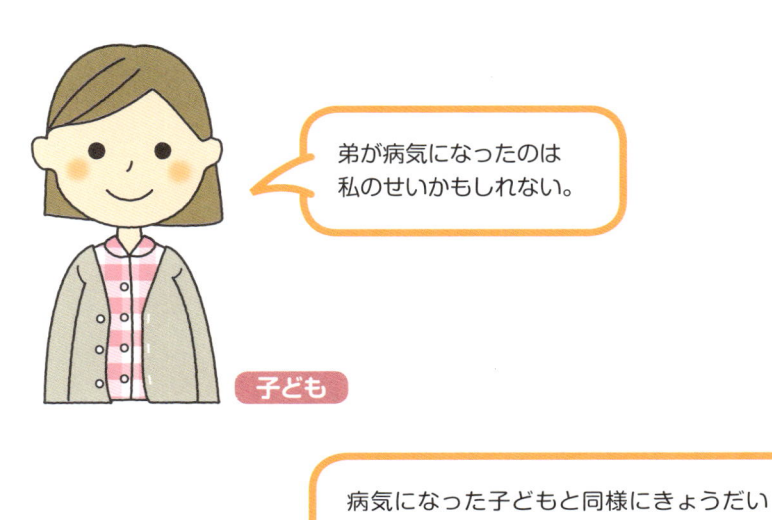

弟が病気になったのは
私のせいかもしれない。

子ども

病気になった子どもと同様にきょうだい
への説明も重要です。

先輩ナース

入院中の小児のストレス

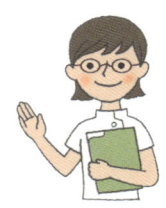入院中の子どもにとって、注射や手術などの痛み、運動や活動の制限、家族との別離など様々な要因がストレスになりやすいといわれます。看護師は、ストレス要因を理解したうえでそれらを最小にし、子どもの乗り越えようとする力を支援することが重要です。家庭や学校でよくみられる一般的な小児のストレスについては、Chapter2で詳しく述べています。

➕ 入院中の子どものストレス

入院中の子どもにとって下記に示す様々な要因がストレスとなります。

・症状や治療、検査、制限がもたらす身体的苦痛や不快。
・治療や検査や自分の身体の状況に対する恐怖や不安。
・日常生活（運動、食事、睡眠、排泄、遊びや学習、集団活動など）が安楽に過ごせない。
・親密な関係や所属からの分離と新たな関係づくりへの負担。
・自己調整力への脅かし：やりたいことができない、できていたことができない、親や医療者からの監視。
・自己概念への脅かし：ボディイメージの変化、仲間からの疎外感。

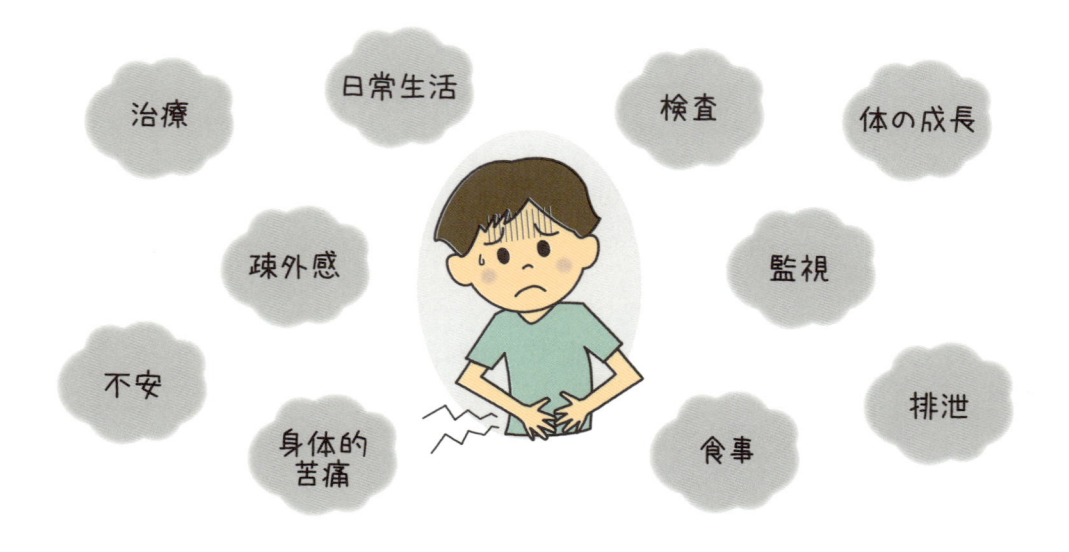

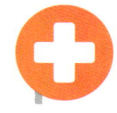

ストレス反応

　ストレス要因によって生じる、心理的・身体的反応のことをいい、様々な行動として表れます。身体症状（発熱、腹痛、食欲低下、浅眠）、感情の変化（ずっと泣いている）、うつ的な反応（発語の低下、反応低下）、過度の依存、退行、拒否的行動、攻撃的行動、習癖（おしゃぶり、**チック**＊）などが

あります。これらの子どものツライというサインを見逃さず、対応することが必要です。ストレス要因を最小にすること、それぞれの子どもの対処方法を理解し、有効な対処を引き出すことが必要です。

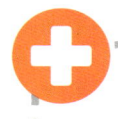

子どもの対処方法

　攻撃的行動（叫ぶ、叩く）、逃避（話題をかえる、考えるのをやめる）、気晴らし（別のことをする、別のことを考える）、問題解決（状況や原因を考える）、再構成（大丈夫といい聞かせる）、気持ちの表

出（泣く）、がまん、情報探索（質問する）、社会的支援（友人や親と話す）、離れる（一人になる）、祈るなどがあります。

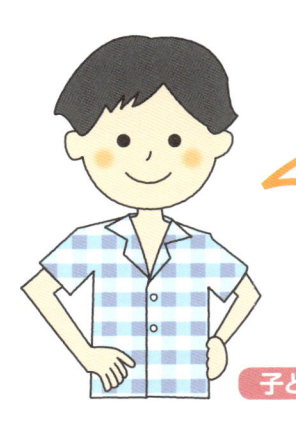

> お父さんやお母さんと離れていると寂しいな。

子ども

> 子どもの「ツライ」というサインを見逃さずに対応することが必要です。

先輩ナース

＊**チック**　突発的で、不規則な、体の一部の速い動きや発声を繰り返す状態が一定期間継続する障害のこと。運動性チックには、まばたき、しかめ顔、肩をすくめるなど、音声チックには咳払い、鼻すすりなどがある。多くは成人期の初めまでには症状が消失したり、軽快したりする。

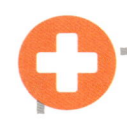

ストレスを緩和する看護

看護師は、どの年齢にどのようなストレスが生じやすいか把握し、支援する必要があります。

▼入院中の子どものストレスと看護＊

ストレス	特に陥りやすい時期	看護支援
苦痛や不快	全発達段階	・苦痛や不快が可能な限り生じないように予防する。 ・苦痛が生じないような対処方法を提案する。 ・処置や検査は最小限の時間ですませる。 ・感情表出を促す。
不安や恐怖	乳幼児	・環境調整し、安心できる場を確保する。 ・恐怖を感じる場は一定にする。 ・不必要な医療器具は目につかないようにする。 ・気をそらし、気を紛らわす方法を提案する。 ・抱っこやタッチング、声かけ、家族の協力により恐怖を和らげる。 ・切る、刺すなどの言葉に注意する。
分離不安	乳幼児	・面会時間や付き添いの調整。 ・検査や処置時の家族の参加。 ・遊びの提供。
日常生活が安楽に過ごせない	全発達段階	・可能な限り安楽に過ごせるよう計画する。 ・生活習慣の尊重。
所属感の低下	学童以上	・友人の面会や連絡の促しや協力。 ・学校教員との協力。 ・病棟の仲間づくりの促進。 ・学習の機会の保証。
自己調整感の低下	幼児以上	・制限を最小限にする。 ・検査や治療の様々な場面で選択や決定権をもてるようにする。 ・自分でできることは行えるようにする。 ・子ども自身の情報が子どもに伝わるようにする。
感情の発散の制限	乳幼児〜学童前期	・親や他者への甘え、感情を発散できるようにする。 ・発散できる遊びの工夫。 ・子どもの気持ちを丁寧に聞く。 ・活動制限を最小にし、運動する機会をつくる。
自己概念の脅かし	学童後期	・身体の変化について情報提供し、イメージをもったり対処方法を検討する。 ・所属集団とのつながりをもてるようにする。 ・教員や家族の協力により、仲間が疾患の理解をできるようにする。 ・能力をもつ一人の人として尊重する。

＊出典：中野綾美編、平林優子他著、ナーシンググラフィカ小児看護学①小児の発達と看護、第5版、メディカ出版、2015、181〜182ページ。

小児の遊び

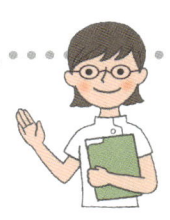

子どもにとって遊びとは、生活そのものであり、発達に伴って変化していきます。そして、発達段階に応じた遊びを提供することにより、運動や社会性、情緒の発達へつながります。

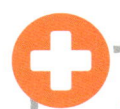

発達段階別の遊びの特徴と事故防止

●乳児期

目で見たり、音を聞いたりする感覚遊び、タッチングや手遊びなど身体を動かしたりする運動遊びが中心です。乳児期中期頃からは手を伸ばしておもちゃを口に持っていき、色々なものをかじって遊ぶようになるため誤飲に注意が必要になってきます。はいはいやつかまり立ちができるようになると、ベッドやベビーカーなどからの転落や転倒にも気をつける必要があります。

●幼児期

2歳頃までは、他の子どもと同じ場で遊びながら自分の興味に夢中になって遊ぶ一人遊びや一緒には遊ばないが側で遊ぶ様子を見て楽しむ傍観者的遊びが多く、3歳頃からは同じ遊びを仲間同士で楽しむようになります。乗り物やかけっこ、ボール遊びなどの運動遊び、ごっこ遊びを楽しむようになります。衝動的な行動が増えるため交通事故や溺水（できすい）が増えます。

●学童期

共通の目標をもった組織を作り、ルールに沿って遊ぶことが増えます。リーダーシップをとる子どもがいて、子どもの中に社会的地位が生まれます。親の目の届かないところでの事故が増え、対応の遅れに注意が必要です。

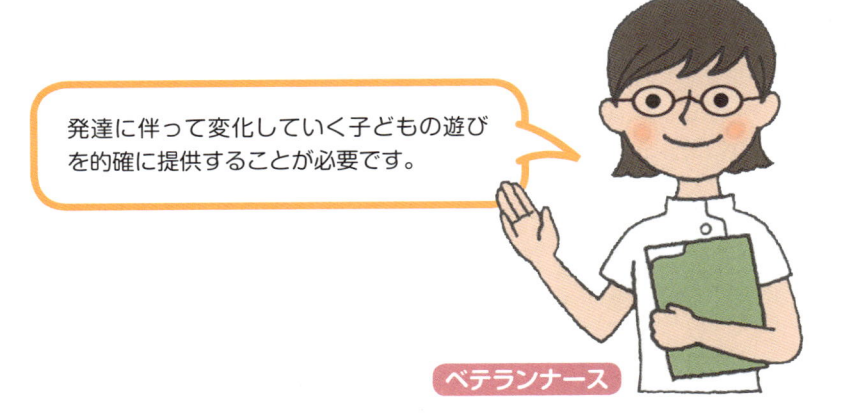

発達に伴って変化していく子どもの遊びを的確に提供することが必要です。

ベテランナース

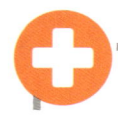

入院中の遊びの意義

入院中の遊びは以下のような意義があります。

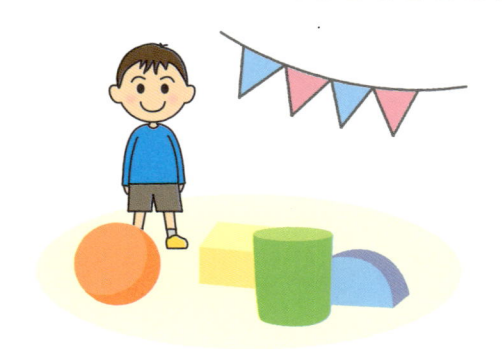

・身体や運動機能、社会性、道徳性の発達の促進
・不安・恐怖感の軽減、精神の安定
・病気からの回復の促進
・コミュニケーションの促進
・入院や検査・処置の心理的準備

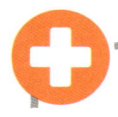

入院中の遊びの工夫

入院中の子どもは、遊びの場がベッド上やプレイルームに限られたり、検査や処置によって好きな時間に遊べなかったり、病気の痛みや点滴によって手足がうまく動かせなかったり、ふだん遊んでいるきょうだいや友人と遊べなくなったりと様々な制限が伴います。そのような限られた環境の中でも、子どもが運動や社会性、情緒の発達が促されるように遊びを提供する必要があります。

遊びの空間づくり	プレイルームの設備、ベッド上安静や室内隔離時の遊びの工夫。
遊びの時間づくり	検査や処置、ケア、休息時間を考え、遊びの時間を確保する、検温やケアの時間を事前に約束し、遊びが妨げられないようにする、一緒に遊ぶ時間をつくる。
遊びの内容	好きな遊びを把握する、病状や発達段階に応じた遊びを考える、季節に応じたイベントの提供。
遊びを提供する職種との連携	保育士、ボランティア、院内学級教師、看護学生、親など。
学習の環境	学童以降では学習の機会を保証する、通っていた学校や友人との交流がとれるようにする、院内学級教員との連携、復学時の支援など。

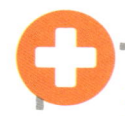

遊びと看護

業務に追われる中、子どもたちと遊ぶ時間の確保は困難かもしれません。しかし、子どもが元々好きな遊びを把握しておくことで、術後の安静に役立つかもしれませんし、遊びによって気を紛らわすことで点滴や経管栄養の事故抜去（ばっきょ）を防ぐことができるかもしれません。

学童や思春期では、遊んでいる最中に、ぼそっと病気の心配を口にしたり、質問をすることも少なくありません。小児看護において遊びの提供は、小児の成長・発達の促進や、疾患管理にもつながる重要なケアであることに根拠と自信をもって実践し、アセスメントや支援結果を看護記録に残すことが大切です。

chapter 2

小児の心と体

子どもをアセスメントするときに基本となる
心と身体や生活習慣の特徴について書かれています。
そして、近年注目されている子どもの心と身体に
関するトピックスについても紹介します。

小児の成長

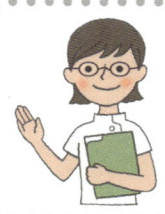

小児を理解するには、成長と発達のアセスメントは必須です。身長・体重は薬用量に影響し、使用物品の選定にもかかわります。成長発達は出生時の状況や疾病に影響されることもあり、一般的な成長発達の理解をもとに個々の小児をアセスメントすることが大切です。

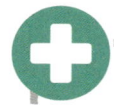

身長・体重

出生時の平均身長は約50cmであり、生後1年で約1.5倍、4歳時には約2倍になります。出生時の平均体重は約3kgであり、新生児は生理的体重減少で一過性に体重が減少しますが、その後の体重増加は著しく、1歳時には出生体重の約3倍になります。

▼1歳時までの1日の体重増加量

月齢	0〜2カ月	3〜5カ月	6〜8カ月	9〜11カ月
1日の体重増加量	25〜30g	20〜25g	15〜20g	10〜15g

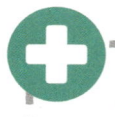

身体発育の評価

乳幼児の身体発育は個人差が大きいため、身体発育曲線をもとに縦断的に評価します。10〜90パーセンタイル*は発育上問題がないとされ、10パーセンタイル未満と90パーセンタイル以上は「要経過観察」、3パーセンタイル未満と97パーセンタイル以上は「要精密検査」となります。学童期以降は学校保健統計調査の結果をもとに評価します。

体格を評価する指数としては、以下のものがあります。

▼体格を評価する指数

指数	対象	計算式
カウプ指数	乳幼児	体重(g)/身長(cm)$^2 \times 10$
ローレル指数	学童	体重(g)/身長(cm)$^3 \times 10^4$
肥満度	規定なし	(実測体重kg－標準体重kg)×100

*パーセンタイル　データを並べたときの、全体から何パーセントの位置にあるかを示した値。例えば、30個のデータで10パーセンタイルのときは、少ない値から3番目のデータを指す。

▼乳幼児（男子）身体発育曲線（体重）＊

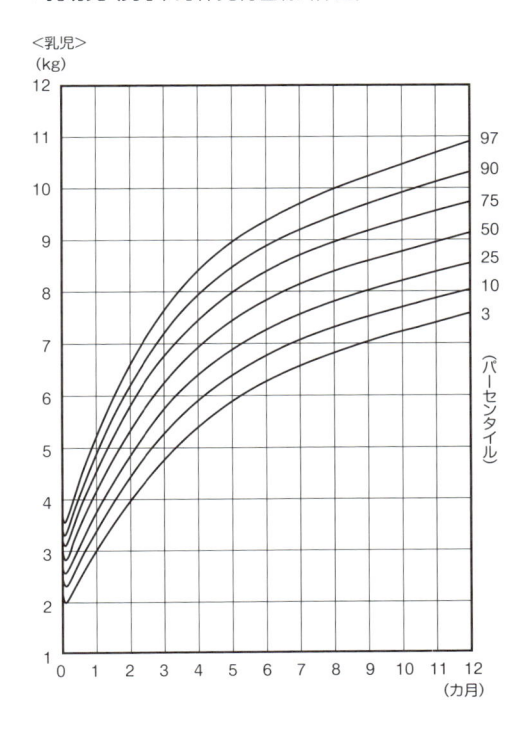

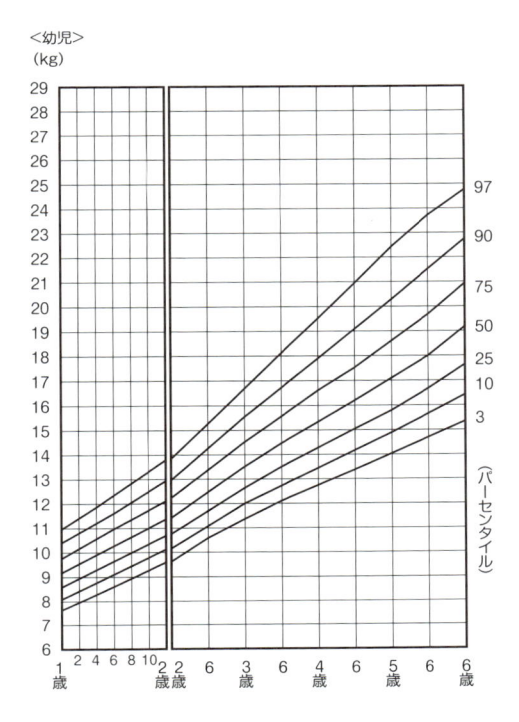

▼乳幼児（女子）身体発育曲線（体重）＊

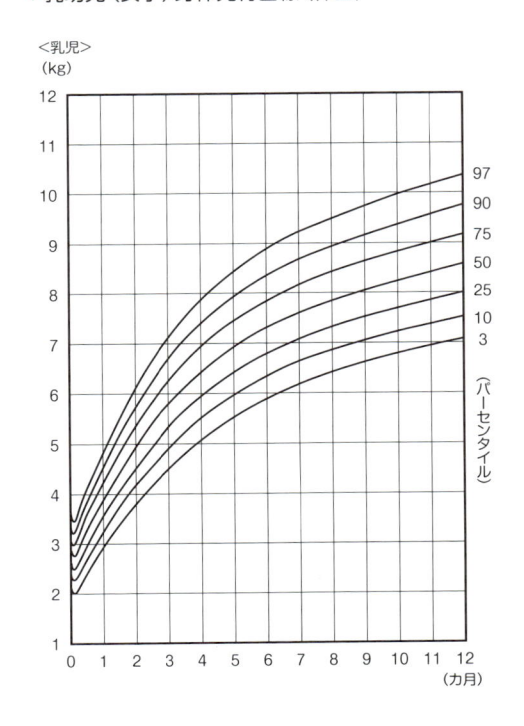

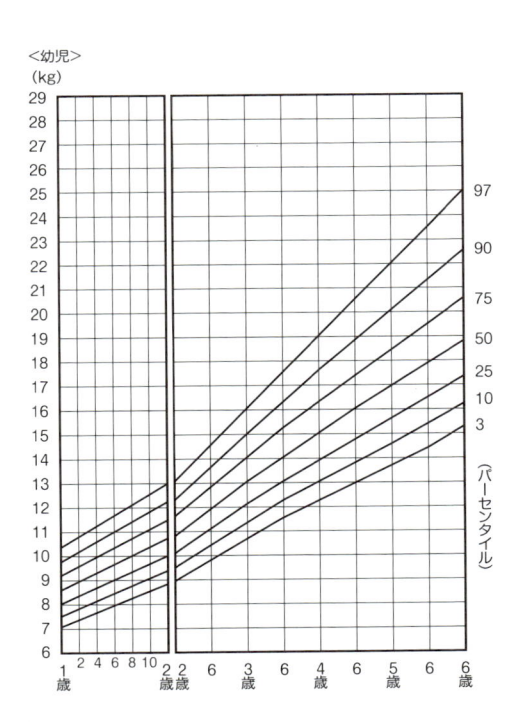

＊出典：平成22年乳幼児身体発育調査の概況について、厚生労働省。

▼乳幼児（男子）身体発育曲線（身長）＊

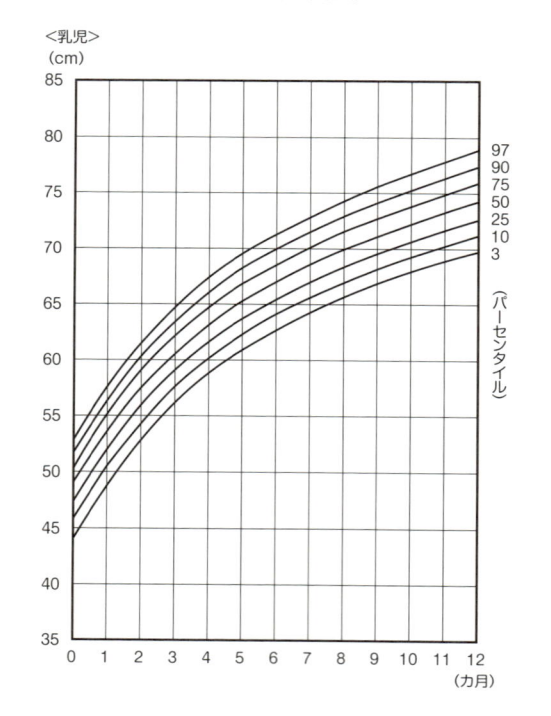
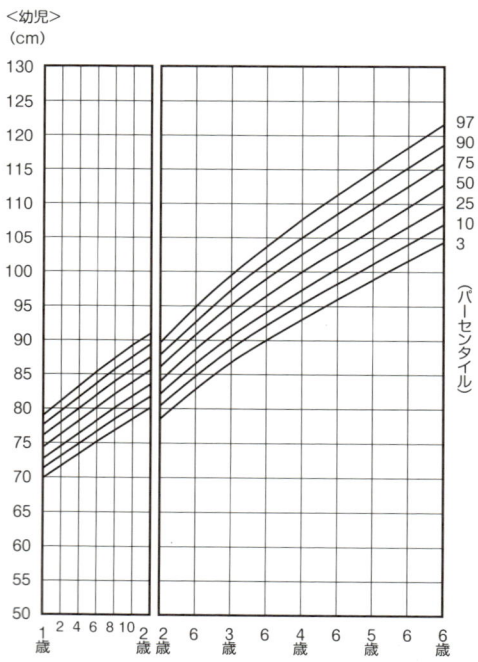

▼乳幼児（女子）身体発育曲線（身長）＊

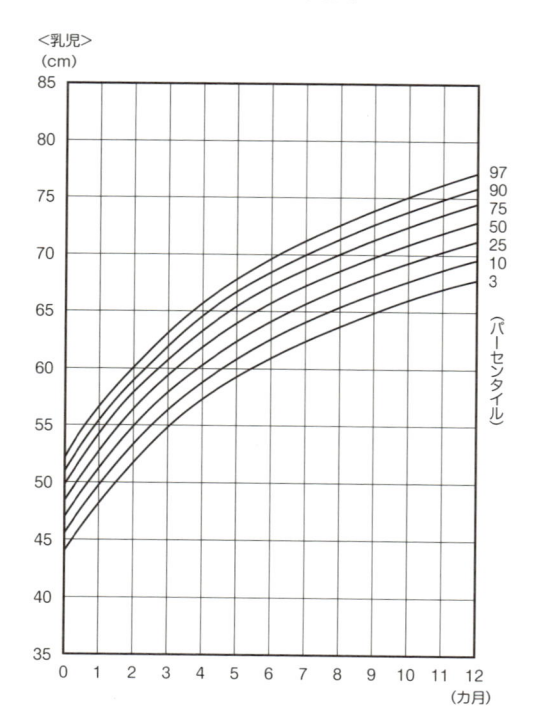
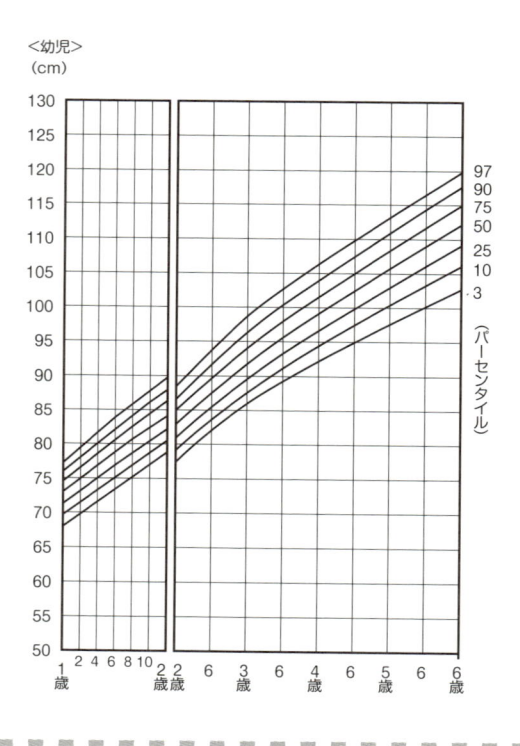

＊出典：平成22年乳幼児身体発育調査の概況について、厚生労働省。

小児の運動発達

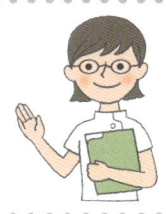
発達とは、身体的、知的、心理社会的な機能が互いに影響しながらその能力を変化させていくことです。小児の運動発達をアセスメントすることにより、日常生活援助や遊びを通して発達を促すかかわりができます。また、運動発達を理解することは転倒・転落や誤飲などの事故防止にもつながります。

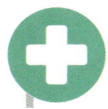
発達の方向性・順序性

乳幼児の発達は、頭部から尾部、身体の中心から末梢に発達するという方向性があります、まず首がすわり、お座り、つかまり立ち、歩行という順序で発達します。また、肩や肘を動かす粗大運動から、手掌でものを握り、指先でつまむ微細運動へと発達します。

▼乳幼児の発達の方向性

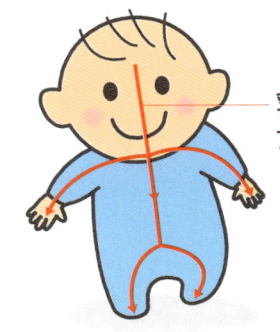

乳幼児の発達の方向性

頭部⇒尾部
体の中心⇒末梢

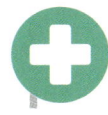
体力・運動能力

小児では、空間の中で動くための平衡、バランス、移動などの姿勢（粗大運動）が発達し、幼児期後期には複雑な運動ができるようになります。学童期になると、身体の成長に伴い神経や筋肉も発達してさらに運動能力が向上し、多くの運動能力は20歳までにピークとなります。

乳幼児の家族は運動発達の遅れに対して不安になることがあります。発達には個人差があることを説明し、過剰な不安を抱かせないことが大切です。また、遊びの中で寝返りを促したり玩具を取り入れたり、家族ができる工夫を伝えることもできますね。

ベテランナース

食事

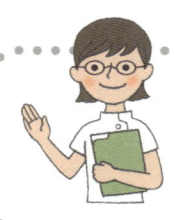

子どもにとって必要な栄養を十分摂取することは、成長・発達の促進に重要です。また、発達段階や健康状態によって食事の形態や方法が異なるため、一般的な知識と個別性の理解が必要となります。

食事に関する発達の目安

幼児期に多くを獲得する食行動には、食前の手洗い、「いただきます」「ごちそうさま」などのあいさつ、食事の間は歩き回らない、食べ物で遊ばないなどのルールを学び、楽しく食事がとれることが大切です。

食事に関する発達の目安は次のとおりです。

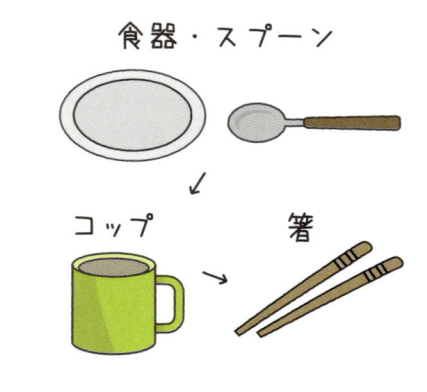

7～8カ月　：手づかみ遊び、スプーンや食器への興味。
9～11カ月：手づかみ食べ。
1歳　　　：スプーンを使う、コップを持って飲む。
2歳半　　：こぼさないで飲む、スプーンとお茶碗を別々に持って食べられる。
3歳　　　：箸を使う、だいたい一人で食事ができる。
4歳　　　：こぼさず一人で食べられる、よく噛んで食べられるようになる。

入院中の食事

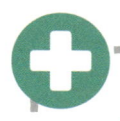

●入院時の情報収集

●ふだんの食事形態

乳幼児期は個人差が大きく、離乳食の段階も様々です。幼児期であっても歯の生え方や好みによって離乳食を食べている場合もあります。また、嚥下機能が不十分なためペースト食や刻み食を食べている場合や経口摂取と経管栄養を併用している場合もあるため、ふだんの食事形態を確認する必要があります。

●食事に関する日常生活行動

ふだんの自立の程度を確認し、介助の程度を把握しておきます。また、病気や治療に伴いふだんの食行動がどの程度阻害されているか評価します。

● **アレルギーの有無**

アレルギーを指摘され除去している食べ物や、いままで食べたことがなく念のため除去している食物を確認します。

● **最終の飲食時間と内容**

緊急手術や検査入院で麻酔や鎮静を要するため絶飲食になる場合や、胃腸炎などの治療のため絶飲食になる場合に必要となります。

● **病気による変化**

脱水に陥りやすいため水分摂取の確認は不可欠ですが、十分な食事摂取ができない状態が長期に及ぶ場合、高カロリー輸液や経管栄養が必要となります。病気に伴う食事摂取状況のアセスメントが重要です。

● 経管栄養法

経口摂取のみでは十分な栄養と水分が得られないときに選択されます。喉頭・気管軟化症などの呼吸器疾患、脳性まひや脳症後の後遺症により障がいがある場合など多くの疾患に適応されます。

▼ 経管栄養の種類

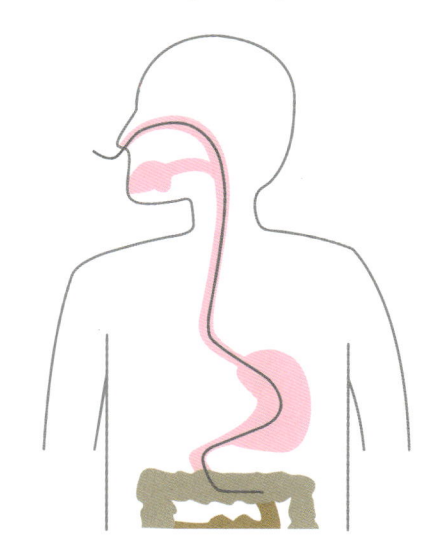

胃	十二指腸
NGチューブ	EDチューブ
・経管栄養投与以外に、胃洗浄や胃内の排液、減圧目的などに使用される ・チューブは太く、ガイドワイヤーなしでも挿入できる硬さがある ・胃のみ留置	・経管栄養投与のためだけに使用する ・長期間使用もあるため、患者の負担を減らすために柔らかい素材でできており、チューブも細くガイドワイヤーが必要 ・胃、十二指腸、空腸へも留置可能

睡眠

睡眠には、成長ホルモンの分泌に伴う身体発育の促進や、睡眠覚醒リズムの確立、脳の機能回復により情緒や知能の発達を促進するなどの役割があり、子どもの成長・発達に重要です。

小児の睡眠

●睡眠時間

生後3カ月児で14〜15時間、1歳で11〜13時間、1歳半〜3歳で約12時間であり、年齢が進むにつれ減ります。新生児の睡眠の半分は浅い眠りであるレム睡眠ですが、2歳ころには20％程度に減り、深い眠りであるノンレム睡眠が増えます。適切な睡眠覚醒リズムが形成されるように起床時間や就寝時間を守り、日中の活動を促すことが大切です。

家族の生活リズムの影響を受けやすいため、家族が子どもの睡眠の重要性を理解し、子どもを先に寝かしつける、朝はきちんと起こすなどの対応ができるよう働きかけることも重要です。

●夜泣き

生後6カ月〜1歳半では夜泣きがみられる場合があります。親はいつまで続くのかと苦労することが多いですが、一過性であり、徐々にみられなくなるといわれています。排泄を確認したり、水分を摂ってみたり、室温調整をしたり、抱っこやトントンで落ち着かせるなどの対応があります。

また、幼児では、睡眠時の不安や昼間の興奮で寝付きにくいことがあります。指しゃぶりやぬいぐるみへの執着がみられることもありますが、無理にやめさせず、本の読み聞かせや添い寝などを取り入れながら安心できるようにします。

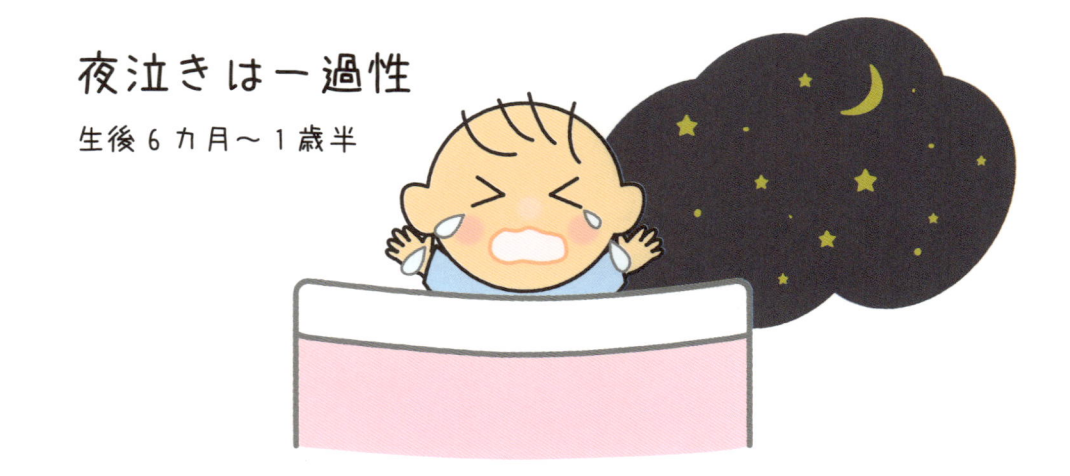

夜泣きは一過性
生後6カ月〜1歳半

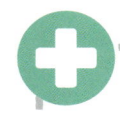

入院中の睡眠

●睡眠を妨げる要因のアセスメント

夜間よく眠れているか、中途覚醒はないか観察し、睡眠を妨げている要因は何かアセスメントする必要があります。全身状態をよく観察し、病状の有無、睡眠に影響する治療や薬剤使用の有無、睡眠導入を要する治療や処置の影響、不安などの心理的影響などをアセスメントします。

●睡眠に影響する症状の緩和

発熱や発汗、疼痛、嘔気・嘔吐、下痢、掻痒感、倦怠感、呼吸苦など睡眠に影響する症状に対してそれぞれ対応します。

●発達段階に応じて睡眠環境を整える

病院は、夜間も照明や音により睡眠を妨げる要因が多くあります。それぞれの発達段階に応じた対応も必要となります。

乳幼児

照明や周囲の人がふだんの家庭と異なることで妨げられやすいため、明るさや物音などに留意します。消灯を怖がる場合は枕灯をつけるなど配慮します。病状や最近の睡眠状況を考慮しますが、基本的に昼寝は1〜2時間にし、夜間の睡眠を妨げないようにします。

また、ふだんの睡眠導入方法（読み聞かせ、子守唄、ぬいぐるみ、タオル、抱っこやスイングなど）を把握し、同じような対応ができるよう工夫します。夜間覚醒時や夜泣き時の周囲への気づかいがストレスとなる場合もあり、一時的に場所を移動できるような工夫も必要です。

学童・思春期

学童以降は基本的に昼寝の習慣がなくなっているため、入院中の昼寝は夜間の睡眠を妨げる場合があります。睡眠時間も乳幼児よりも短くなっているため、病状に応じて消灯時間を少し遅らすなどの配慮をします。病気や検査の心配や、家族との分離による不安などにより寝付けないことがあるため、訪室を増やし、側で見守るといったかかわりを必要としている場合もあります。

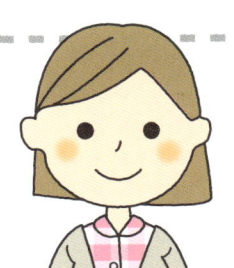

眠りたいのに眠れないよ。

子ども

睡眠を妨げている要因をアセスメントすることや、見守るといった関わりが必要です。

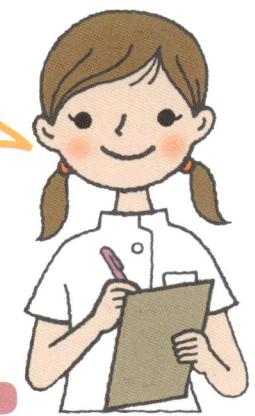

新人ナース

排泄

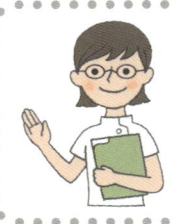
子どもは、排泄機能が未熟であり、成長・発達に伴い変化していきます。また、排泄行動を獲得していく重要な時期であり、個人差が大きいのも特徴です。個々の排泄機能や排泄行動のアセスメントと、個々に適した支援が必要です。

小児の排泄

●排泄の発達

排尿機能は、大脳の排尿抑制中枢や橋排尿中枢とその支配にある腰仙髄の排尿中枢によって調節されています。2～3歳になると尿意を感じるようになりますが、これらの神経系が未発達であるため、思いどおりに排尿ができるようになるのは大脳の排尿抑制中枢が確立される4歳頃です。

●排泄に関する発達の目安

排泄の自立、必要水分量と排泄量は発達段階において異なるため、排泄に関する発達の目安の理解は、アセスメントや看護ケアに必要です。排泄に関する発達の目安は次のとおりです。

大脳

脊髄

膀胱

尿意が大脳へ伝えられて
排尿をしようとする

0歳 　：オムツへの排尿・排便。
1歳半：排尿、排便を知らせることがある。
2歳 　：トイレに座って排泄できたりできなかったりする。
3歳 　：大人の助けを借りてできる、夜間はオムツが必要、おもらしが恥ずかしいと思う。
4歳半：一人でできる、夜間のオムツ不要。
5歳 　：遊びに夢中でも漏らさなくなる。

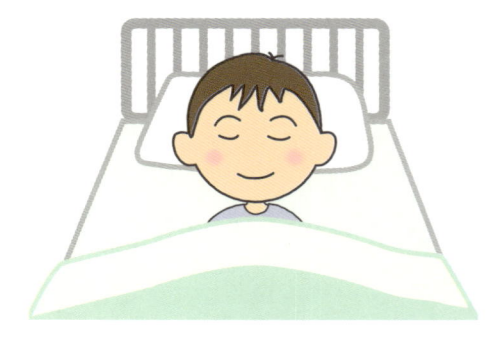

▼必要水分量と排泄量

	必要水分量 (ml/kg/日＊)	不感蒸泄量＊ (ml/kg/日)	尿量 (ml/kg/日)	1日便回数
新生児	150	30	10〜90	2〜10
乳児	150	50〜60	80〜90	2〜10
幼児	100	40	50	1〜2
学童	80	30	40	1〜2
成人	50	20	30	1〜2

●トイレットトレーニング

　幼児期は、尿意・便意を感じ、トイレで排泄し、後始末までできるようになっていきます。この過程への支援を**トイレットトレーニング**と呼び、ゴールは一人でトイレへ行き後始末ができるようになるまでです。トイレットトレーニングは、一人で歩ける、言葉を理解し数語話す、排尿間隔が1〜2時間程度あくようになる時期、1歳半〜2歳頃の開始が目安です。4歳半〜5歳くらいに自立します。

●夜尿症

　夜間睡眠中の無意識な排尿を**夜尿症**と呼びます。2歳頃には夜間睡眠中に抗利尿ホルモンが分泌され、生成される尿量が減り、夜尿も減少していき、4歳頃には消失します。5歳以上になっても夜中に尿を漏らす場合、夜尿症として対応を考える必要があります。未就園児の夜のみの尿漏れは生活習慣の見直しにより改善する場合がありますが、小学校低学年以上の夜尿は受診を勧めた方がよいでしょう。夜間起こしてのトイレ誘導は抗利尿ホルモンの分泌を抑えるので逆効果といわれます。就寝前2時間の飲水制限、就寝前の排尿、夜更かしをしない、塩分の多い食事を控える、寝る前の入浴や布団の保温により冷えを防ぐといった対応を勧めます。

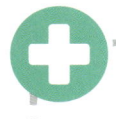

入院中の排泄

●排泄量の測定

　オムツの場合、使用前のオムツの重さを測定しておき、排泄後の重さから差し引きします。排泄が自立している場合は、排尿カップや排泄用トレイに排泄してもらい測定します。

●膀胱（ぼうこう）留置カテーテル

　疾患により自立排尿できない場合、手術期、重症で厳密な尿量測定が必要な場合に行います。乳幼児では24時間蓄尿を目的に短期間留置する場合もあります。

●便秘への対応

　新生児では、腹圧や腸蠕動（ちょうぜんどう）が弱い、ガスが溜まりやすいなどの特徴があり、綿棒での肛門刺激で排便や排ガスに効果的な場合があります。幼児では、疾患や水分出納、薬剤の影響だけでなく、環境の変化や行動制限により便秘になりやすく、退行現象がみられる場合もあるため幅広い要因を考え対応する必要があります。学童期以降は環境の変化や羞恥心から我慢する傾向にあります。浣腸時は本人の同意を得てプライバシーの保護に努めます。

＊ **ml/kg/日**　体重1kg当たりの1日の分量。単位はml。
＊ **不感蒸泄量**　汗以外の皮膚からの蒸発や呼吸で、気付かないうちに体内から失われる水分のこと。

口腔

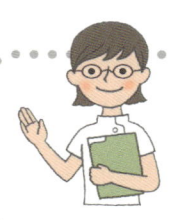

子どもの口腔（こうくう）は発達過程にあり、歯磨きの習慣化に向け大切な時期でもあります。看護師は、口腔の観察を行うことで疾患に伴う症状を評価し、口腔ケアを継続的に行うことで感染予防や症状の悪化を防ぎます。

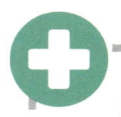

小児の口腔

●歯の発達

歯の生え方は個人差が大きいですが、乳歯は、おおむね生後6〜9カ月頃に下の前歯から生え始め、9〜10カ月頃に上の歯が生えてきます。2歳半〜3歳頃までに上下10本ずつ、計20本が生え揃います。永久歯の萌出（ほうしゅつ）開始は6歳頃から第一大臼歯（だいきゅうし）（6歳臼歯）が生え、同じころに前歯の中切歯（ちゅうせっし）が生え変わるところから始まり、永久歯は合計28〜32本になります。

●口腔ケア

乳歯が生え始める頃から、口の中を触れられることに慣れておくことが大切です。無理矢理押さえつけて行うことはよくありませんが、口の中をきれいにする習慣を身につけていく時期として大切です。2歳頃、歯が生え揃ってくる時期はイヤイヤ期とも重なり、歯ブラシを嫌がる子どもが少なくありません。歯磨きを楽しくできるよう人形や鏡を用いたり、絵本を読んだり歌を歌うなど気を紛らわしながら行ったり、バイキンをやっつけるために歯磨きは大切ということを説明し、習慣化していくことが必要です。

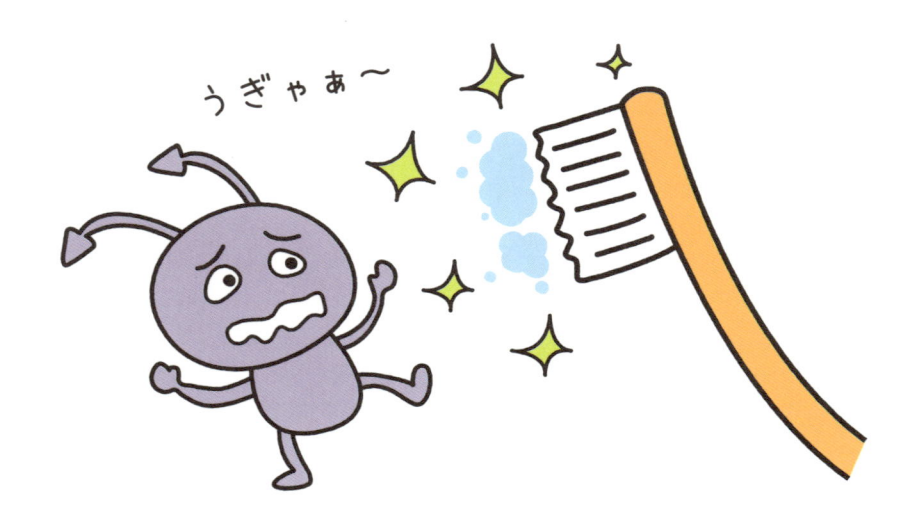

うぎゃあ〜

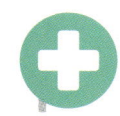

口腔の観察

　口腔の観察は子どもにとって不快や苦痛であり、嫌がることが多いです。説明を理解し協力できる幼児期以降であれば、事前に説明し口を開けて「アー」という練習をしておいたり、診察の最後にすばやく行うなどして苦痛を最小にする工夫が必要です。

▼口腔

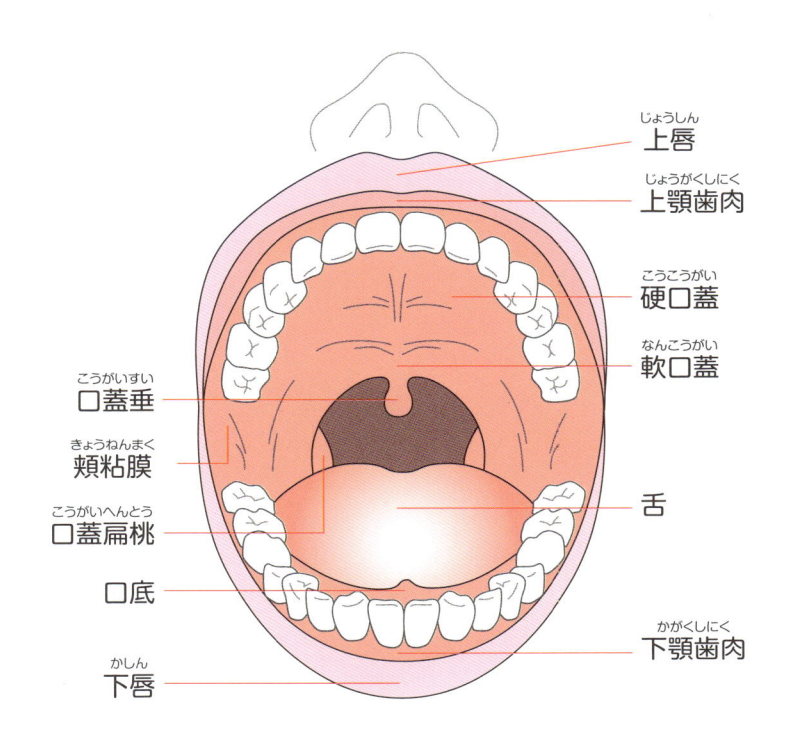

上唇	じょうしん
上顎歯肉	じょうがくしにく
硬口蓋	こうこうがい
軟口蓋	なんこうがい
口蓋垂	こうがいすい
頬粘膜	きょうねんまく
口蓋扁桃	こうがいへんとう
口底	
下唇	かしん
舌	
下顎歯肉	かがくしにく

▼口腔の観察＊

部位	観察項目	関連する疾患
口唇	色、発赤や腫脹＊の有無、乾燥の有無	口唇や口腔内の乾燥、口臭：脱水 紫色の口唇　　　　：チアノーゼ 蒼白な口唇　　　　：貧血 いちご舌や口唇の紅潮：川崎病 コプリック班：麻疹の初期症状 咽頭痛や発赤：ヘルパンギーナや溶連菌、 　　　　　　　アデノウイルスなどの感 　　　　　　　染症
口腔	粘膜の色、発疹、口内炎、コプリック班の有無、口蓋の形状、口臭の有無	
咽頭	発赤や腫脹の有無、痛みの有無、扁桃の大きさや色、腫脹	
舌	形状、色、大きさ、運動、舌小帯の長さ、舌苔、いちご舌の有無、発赤・口内炎・潰瘍の有無	
歯	歯の萌出の状態、う歯の有無、歯の色、歯肉の色や発赤・腫脹	

＊出典：及川郁子監修、佐々木祥子著、小児看護ベストプラクティス　フィジカルアセスメントと救急対応、中山書店、
　　　p.230-231、2014。
＊腫脹　炎症などで身体の一部が腫れ上がること。

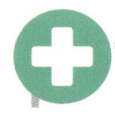

入院中の口腔ケア

●口腔ケアの継続

　入院中は、痛みや不快、活動制限などによって日常生活行動に変化が起こりやすくなります。幼児であれば、ふだんは上手にできる歯磨きを嫌がり、学童期であればふだんは親にいわれなくても行う歯磨きを忘れてしまうかもしれません。

　また、絶飲食の指示がある場合、食事時間がないために歯磨きを忘れたり、食べていないからしなくてもよいと思っている場合があります。入院中はふだんどおりの口腔ケアが行えているかの確認や援助が重要であり、できていない場合はその理由を把握し、ケア方法を考える必要があります。

●口腔ケアの方法

　口腔に痛みや出血などの症状がある場合、ふだんのような歯磨きが行いにくくなります。そのような場合は、やわらかい歯ブラシやスポンジ歯ブラシ、ガーゼなどを用いて行います。さらに歯磨きが困難な場合は、うがいを頻回に行うことで口腔内の感染や症状の悪化を予防します。

　ぶくぶくうがいは、1歳半くらいから練習を始め、3歳になるとできる子が増えます。ガラガラうがいは、4歳頃からできる子が増えます。個人差が大きいのでふだんの様子を尋ねながら入院中も継続していけるように支援します。

▼スポンジ歯ブラシ

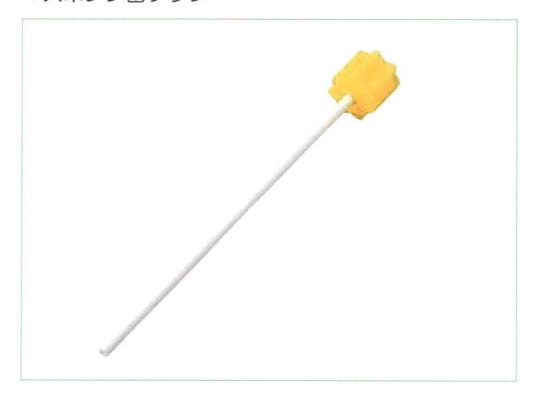

子どもが6カ月を過ぎると「まだ歯が生えてこないけど大丈夫かしら」とお母さんから相談されることがあります。そんなときは、生まれてすぐ生えてくる子もいたり、1歳近くなってから生える子もいて、個人差が大きいのでまだ様子を見て大丈夫、と安心できるよう伝えます。1歳3カ月を過ぎても生えて来ない場合は小児歯科受診を勧めると良いでしょう。

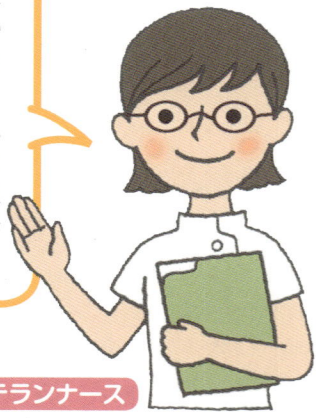

ベテランナース

心の発達順序

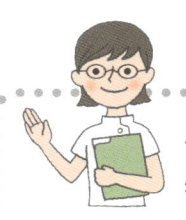

子どもの心も成長発達に合わせて発達します。発達段階によって子どもの感じ方や気持ち表出の仕方に特徴があります。

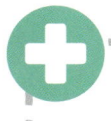

乳児期の心

●啼泣することで要求を表現する

新生児は、空腹、オムツが汚れていること、眠いことといった不快を、啼泣＊することで表現します。そして、周囲の大人（一般的には母親などの養育者）がその要求に応えて不快から快の状態になるといった経験を積み重ねることで、様々な情緒を獲得していきます。子どもの要求を周囲の大人が読み取り、応えることの積み重ねが、心の発達の出発点になります。

●見知らぬ人に対する恐れ

6〜7カ月ぐらいになると見知らぬ人に対して恐れを抱きます。そのため、医療者に対しても恐れを示すようになります。

不快　　　　　　　　　　　快

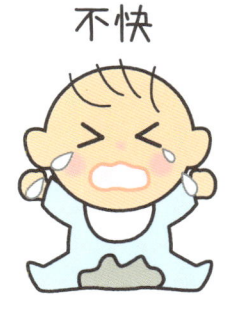  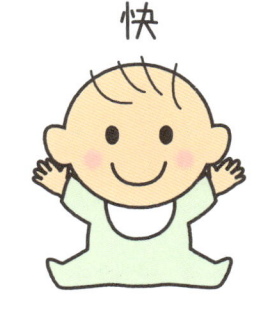

子どもの要求に応えることの積み重ねが心の発達の出発点になる

子どもは子どもなりにいろいろなことを感じ、子どもなりの方法で気持ちを表出しています。「子どもだから感じていない」のではなく、子どもの心を読み取ろうとする姿勢が大切です。

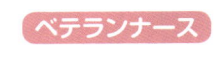
ベテランナース

＊**啼泣**　新生児が声を上げて泣くこと。

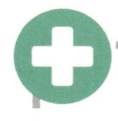
幼児の心

●情緒の発達による不安や恐怖の出現

　子ども情緒は2歳ごろまでに恐怖、悲しみ、嫉妬、喜びなどといった基本的な情緒が発達します。そして、5歳ごろには成人と同じような情緒がそろうといわれています。そのため幼児期になると、入院や処置による見知らぬ環境や人を怖がるようになってきます。

●自己中心的な思考・目に見えるものを中心とした思考

　2〜7歳ぐらいまでの子どもは自己中心的な思考であり、自分の立場からしか物事を見ることができません。子どもの思考は目に見える物が中心で、目に見えないことへの理解はまだ難しいです。

●アニミズム的思考

　2〜7歳ぐらいの子どもは、すべての物事に意識や生命があると信じるという特徴的な思考があるといわれています。これを**アニミズム**と呼びます。プレパレーションのときに、この特性をいかした方法を用いることがあります（Chapter 5参照）。

●気持ちをうまく伝えられない

　幼児期は情緒の発達と共に言葉の発達も著しい時期ですが、まだ自分の気持ちを言葉で相手に伝えることができず、かんしゃくを起こすこともあります。

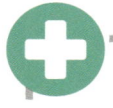
学童期の心

●友人関係の中で発達する心

　学童期の心は、幼児期や思春期に比べると比較的安定しています。学童期になると生活の大半を学校で過ごすようなり、友人との関わりを通して心を発達させます。友人との関わりの中で、自分の得意なことや苦手なことを見つけるようになります。

　「自分はできる」「自分はやっていける」というような有能感をもてることが大切であり、学童期にこういった自信をもつことが、将来自立した大人になるためにも重要になります。入院や処置に関する経験も「がんばった」「乗り越えられた」と思えるような関わりが大切です。

●それは本当に子どもの本心？

　学童期になると相手の立場になって物事を考えることができるようになるため、自分の本当の気持ちを隠したり、表出したりしないことがあります。子どもの言葉による表出に頼ることなく、表情や身体症状などと合わせて、子どもの心を知る必要があります。

●説明による恐怖や不安の軽減

　学童前期（7歳ぐらいから）になると自分が経験したことや具体的なことであれば、物事の関連を理解することができます。そして、高学年（11歳ぐらいから）になるとより抽象的な思考ができるようになり、目に見えない現象についても抽象的に論理的に思考できるようになります。入院や処置について子どもの理解に合わせて十分に説明することが、恐怖や不安の軽減につながります。

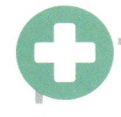
思春期の心

●不安定な思春期の心

　第二次性徴による急激な身体の変化は、思春期の心を不安定にさせます。思春期になるとより複雑な情緒を示すようになりますが、まだ自分の気持ちをコントロールする力が十分に発達していません。そのため、些細（ささい）なことでも大笑いしたり、泣き出したりするなど、感情の起伏が激しくなります。

●子どもの本心を聞くために

　思春期は親から自立していく時期であり、親の前では本当の気持ちを表出しないことも多々あります。身体的なことや交友関係のことなど、親の前では話にくい話題もあります。親と離して、別々に話を聞くことも大切です。また、仲間や先輩との関係が親密になる時期です。年齢の近い同性の医療者に対して心を開くこともあります。

気持ちの
コントロール

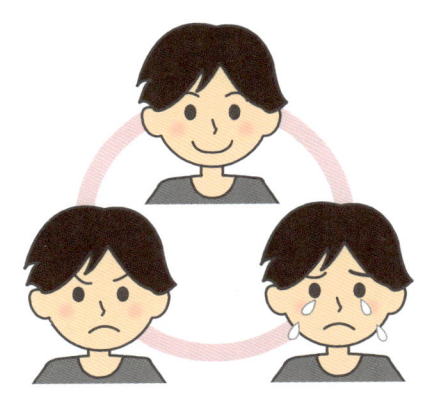

感情の起伏が激しい

人間関係

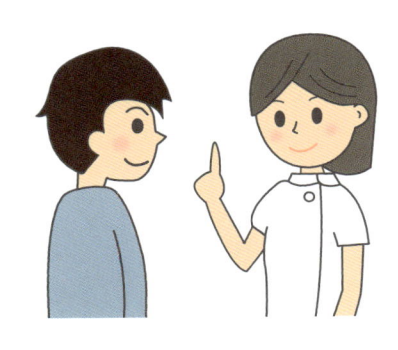

●複雑な思考ができるようになるがゆえの不安

　思春期になるとより複雑な思考ができるようになり、身体の機能や器官の関係や病気の原因や病態についても理解できるようになります。理解が深まるからこそ、病気のことや将来のことに不安をもつことがあります。しかし、自分から不安や疑問を表出しないことが多いため、気持ちを表出する機会をつくったり、いつでも受け入れる姿勢を示したりすることが大切です。

不安

病気
将来
家族
学校

親離れ、反抗期

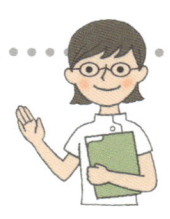

子どもが将来自立した大人になるためには、乳児期からの親子関係が重要になります。その過程で、親も子どもも様々な葛藤や対立を経験します。反抗期は子どもが親から自立していく重要な過程です。

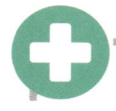

乳児期の子どもと親

子どもは親からの世話を繰り返し受ける中で、親との間に愛着が形成されます。そして、親とそれ以外の人との区別をするようになります。6〜7カ月ごろになると親がいなくなったり見知らぬ人が近づくと、不安になり、泣き出したり、探したりします（**分離不安**）。処置やケアの際、親が側にいることで安心することができます。

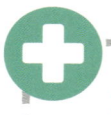

幼児期の子どもと親

2、3歳ごろまでは**分離不安**が続き、親がそばから離れることに強い不安を感じます。この時期を過ぎると、親と自分が別の存在であることを理解し、親から離れても行動できるようになってきます。子どもが安心して行動するためには、乳児期に築かれた親との情緒的なつながりが基盤となります。

幼児期の特徴として2歳ごろピークに**第一次反抗期**、いわゆる**イヤイヤ期**が始まります。「自分でやる」「嫌だ」といった自己主張が強くなり、思いどおりにいかないと泣き叫んだり暴れたりすることがあります。

これらは、発達の過程で重要な行動になりますが、親は子どもの対応に困り、ストレスが高くなりやすい時期でもあります。親の気持ちに共感し、子どもの気持ちを受けとめられるように促していきます。

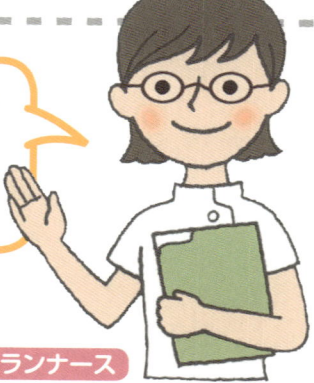

イヤイヤ期に困っている親たちに必ず終わりが来ることや、いつぐらいまで続くかを伝えると、先が見えて安心することがあります。

ベテランナース

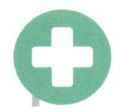

学童期の子どもと親

学童期は、学校生活が始まり自立が進んでいく時期になります。しかし、身体的・精神的に安定するためには、親の関わりがまだまだ必要です。低学年の場合、まだ親の意見に従う傾向がありま

す。学年が上がり友人関係に重きを置き始めても、親への依存や甘えは続きます。子どもは、親や周囲の人から認められることで自信をつけていきます。

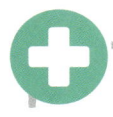

思春期の子どもと親

●親からの自立と依存の間に生じる葛藤

思春期は仲間、学校、社会、家族との関わりから、自分をみつめ、自分らしさを探し、一人の自立した大人になるための準備をする期間です。仲間との関係を大切にし、親と距離をとり、依存から自立へと向かう時期です。親のいうことを煙たがったり、親に反抗的な態度を示したり、親を無視することもあります。

しかし、これらも自分らしさを見つけていく、大切な過程になります。また、思春期は親から自立したい気持ちと共に、親への依存心など相反する感情を合わせもつ時期でもあります。好きにさせてほしいけれど、気にしてほしいという感情をもっています。親の意見を正しいと思っても、素直にそれを認められないこともあります。

●親の戸惑い

親は反抗的な態度に戸惑ったり、子どもが何を考えているのか分からなくなり不安になったりします。親は思春期の特徴を理解し、自尊心を傷つけず、子どもを信じて見守る姿勢が大切です。子どもの正しい判断や行動にはきちんと賞賛をし、子どもの自己肯定感や自尊心を高めていくことが重要になります。しかし、重要なことや必要なことは、しっかりと伝える姿勢も大切です。

●親も子離れを

子どもの親離れと同様、親にも子離れが必要です。これまで親の意見を聞いていた子どもが、親の意見に反抗したり批判的になったりすることで、親も苛立ちを感じることが少なくありません。これまでと同様の関わりを続けると、過干渉と感じられて親子関係が悪化したり、自立を阻害したりする恐れもあります。子どもの変化を親も受け入れていくことが大切になります。

子どもに乳幼児期から疾患がある場合、子どもの成長発達に沿って疾患管理を親から子どもへ移行していきます。親は子どものことが心配でつい自分でやってしまったり、子どもに指示を出したり、子どもの失敗を責めたりすることがあります。しかし、多少の失敗は多めに見て、見守ることが大切です。できたことは褒めて、子どもが自信を持てるようにすることが大切です。

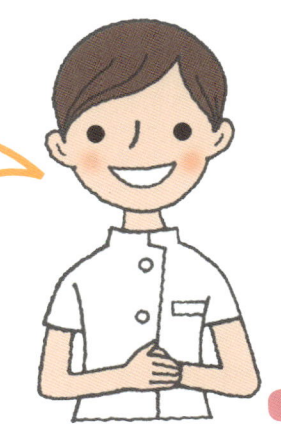

先輩ナース

アンバランスな心と身体の変化

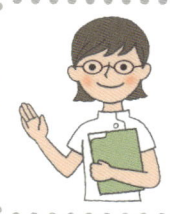
思春期は大人に向かって急激に成長発達するため、心も身体もアンバランスになります。近年、第二次性徴の出現が早まっている一方で、心理社会的な自立の時期が遅くなっています。そのため、心と身体の変化のギャップがますます大きくなり、よりアンバランスな状態になりやすくなっています。

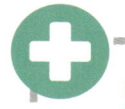

思春期におけるアンバランスな身体

●男性らしい・女性らしい体つきへ

身長が急激に伸び、頭が大きく手足が短かった体つきから、手足がのびて身長に対して頭の占める割合が減り、大人らしい体つきへと変化していきます。また、男子は筋肉や骨が発達してがっちりとした男性らしい体つきになり、女子は皮下脂肪が増加して丸みを帯びた女性らしい体つきへと変化していきます。

●第二次性徴の始まりによる性的な変化

思春期になると性ホルモンの分泌により、性器や身体に特有の変化がみられます。男子は、性器の発育、陰毛や体毛の発生、声変わり、射精を経験します。女子は乳房や性器の発育、皮下脂肪の増大、陰毛や脇毛の発生、初経を経験します。そして、性機能が完成していきます。

このように急激に大人の体型へと変化したり、性的な変化が起きたりすることは、これまで抱いていた自分に対する感情やとらえ方を、修正したり見直すことが求められます。また、これらの変化が普通なのか心配になったり、友人と違いがあると不安になったりします。しかし、身体や性的なことは相談しにくく、一人で抱え込んでいることも少なくありません。思春期は大人に近づく一方、まだ子どもでいたい気持ちもあり、葛藤や不安を抱えながら大人の身体へと変化していく自分を受け入れていきます。

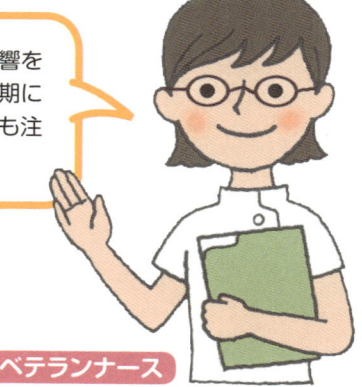
病気や治療が、第二次性徴の出現に影響を及ぼすことがあります。子どもが思春期になったら、第二次性徴の変化についても注意する必要があります。

ベテランナース

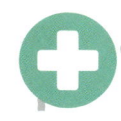

思春期におけるアンバランスな心

●アイデンティティの獲得に向けた葛藤

思春期は「自分は何者か」を問う時期であり、自分を見つめ、理解し、受け入れていくことが、重要な発達課題になります。しかし、第二次性徴による急激な身体の変化が現れたり、外見が気になったり、周りと比較してしまったり、友人の評価を大切にするなど、様々な葛藤が生じます。自分に自信がなくなったり、自尊心が低下したりすることもあります。

●友人関係の影響が大きくなる

これまで以上に友人との関係を大切にし、より多くの時間を友人と過ごすことになります。親よりも友人の価値や評価に影響されるようになります。したがって、友人にどう思われているか、友人に受け入れられているかということを気にするようになります。中には、無理に友人やグループに合わせることで、ストレスを感じてしまうこともあります。

●親子関係の変化

子どもの自立に伴い、親子関係も変化していきます。思春期は自分の意思で判断したり、自分の力で行動しようとするため、親の考え方や価値観を批判したり、親に反抗したりします。親の干渉が面倒であったり、煩わしくなったりします。これまで良好であった親子関係に葛藤が生じやすい時期です。

心理社会的な変化は、身体的な変化と密接に関係しています。また、第二次性徴による急激なホルモンバランスの変化は、心の状態をより不安定にさせます。心や身体はアンバランスな状態になり、様々な葛藤が生じます。しかし、葛藤が生じることは悪いことではありません。変化やアンバランスさと向き合い、自分を受け入れるための重要な過程なのです。

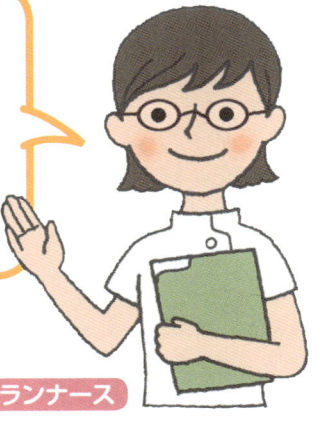

何らかの疾患をもっている場合、思春期の身体的・心理社会的な変化は疾患のコントロールも難しくします。コントロールが悪化するとつい疾患管理を注意しがちですが、思春期の特徴を思い出し、心理社会的な側面からもアプローチすることが大切です。

ベテランナース

子どものストレス反応

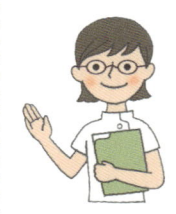

どの発達段階の子どもにも**ストレス**はあります。子どもはその発達段階の特徴から、ストレスをストレスとして認知できなかったり、うまくストレスに対処できなかったりします。ここでは一般的な子どものストレス反応についてお伝えします。入院する子どものストレスや対処については、Chapter1に詳しく書かれています。

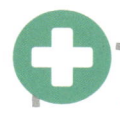 子どものストレスの原因

子どものストレスの原因として、家庭や学校での問題が多いといえます。

●家庭での原因

親の関わりは子どものストレスに大きく影響します。例えば、乳児期であれば子どもが欲しがっている以上に無理やりミルクを与えること、幼児期であればトイレットトレーニングに失敗して強く怒ること、学童期ではテストの点が悪いことを怒ったり、きょうだいと比較すること、思春期では過度に干渉したり過保護であることなどがストレスになります。親に無理やり行かされている習いごとがストレスになることもあります。

また、両親の不仲など、家庭における大人同士の関係がストレスになることもあります。親がストレスを抱えているとイライラしたり、体調を崩したり、子どもの世話ができなかったり、子どもの反応に気づけなかったりするため、子どものストレスに影響します。

子どもにとって家庭は安心して過ごせる場所、ありのままの自分でいられる場所、愛され受け入れられる場所です。これらのことが成り立たないとき、子どもにとって家庭がストレスの原因になることがあります。

●学校での原因

子どもは学校での学業や友人との関係を通して、成長発達していきます。しかし、学校生活では子どものストレスとなる原因もたくさんあります。友人関係のトラブルやいじめ、教師との関係や教師の不適切な指導・関わり、学業の問題などです。

子どもにとって、学校で友人や先生に認められ、受け入れられること、そして、学年に応じた学習課題を達成することが大切です。これらのことがうまくいかないとき、ストレスが発生しやすいです。

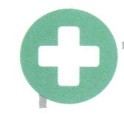

子どものストレス反応

子どものストレス反応は、身体的症状や行動に現れやすいという特徴があります。

●ストレスによる身体的症状

子どものストレスによる身体症状として腹痛、嘔吐、下痢、便秘、発熱、胃痛などの症状の他、頻尿や夜尿、長引く咳、湿疹やかゆみ、脱毛、気管支喘息などの症状が出ます。摂食障害による体重の増減、思春期女子であれば生理不順がみられることもあります。

●ストレスに適切に対処する力を促す

ストレスの原因を避けたり、ストレスに耐える力をつけることではなく、ストレスに適切に対処する力をつけることも大切です。

●行動に現れるストレス反応

子どものストレス反応を把握するには、子どもの日常生活の様子をしっかり観察することが大切です。具体的には、反応に乏しい、爪を噛む、歯ぎしり、チック、どもり、落ち着きがない、夜泣き、攻撃的な行動、感情の起伏が激しい、学校に行きたがらない、忘れ物が増える、生活リズムが乱れる、部屋や家にこもりがち、話したがらない、などがストレス反応として現れることがあります。

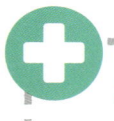

子どものストレスへの対応

●子どもがストレスを抱えていることに気づくこと

子どものストレスへの対応として大切なことは、子どものストレス反応に気づくことです。子どもは体調を崩しやすいため、身体症状として現れている症状も、風邪や胃腸炎といった病気と判断してしまうことがあります。子どもの行動に現れてくる症状に対しても、小児期によくある行動と思ったり、子どもの性格であると判断したり、子どもが怠けていると考えたりすることがあります。日頃から子どもの様子をよく観察し、子どもとのコミュニケーションが大切です。

●ストレスの原因を除去し、ストレスを発散させる

子どものストレス反応に気づいたとき、除去できるストレスに関しては除去すること、除去できないストレスであれば発散方法を子どもと一緒に考えていきます。学校でのストレス要因は除去が難しいことが多いため、家庭で発散できるようにするとよいでしょう。

●生活や環境の改善がストレスの軽減になることがある

生活リズムを整えたり、部屋を片づけたり、バランスの良い食事をしたり、親子の時間を増やしたりといった日常生活を改善することで、症状が軽減することもあります。子どもが安心して過ごせる家庭、安心して話ができる家庭を目指すことが大切です。

●親自身のストレスを軽減する

親の関わりが子どものストレスになっていることもあります。親自身も自分の関わり方を振り返ったり、自身のストレス対処を行ったりすることも大切です。そして、家族だけで抱えるのではなく、専門家に相談することも促していきます。

子どもの心身症

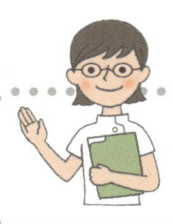

心身症とは、過剰なストレスが続いて身体に症状が出ることです。子どもは大人よりも心と身体の関係が密接なため、心身症があらわれやすいです。

心身症の原因となりやすいストレス

●家庭や学校の問題が原因になりやすい

子どもの心身症の場合、家庭や学校に原因となるストレスがあることが多いです。また、性格との関連もいわれています。

▼家庭や学校における原因

家庭の問題	親子関係、両親の不仲・離婚、弟妹が生まれる、近親者の死など
学校の問題	いじめ、勉強、成績、部活動、友人関係、教師との関係など

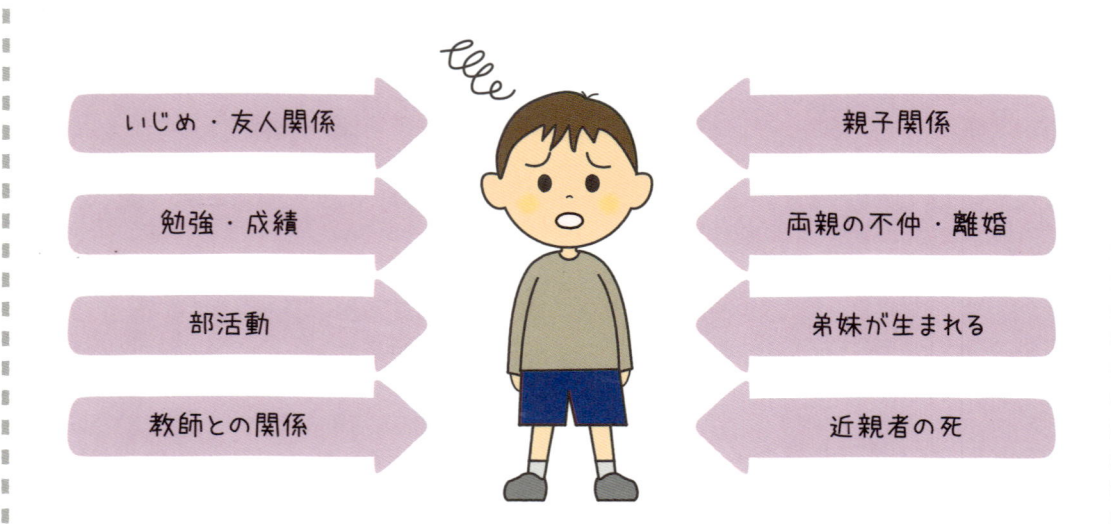

いじめ・友人関係 / 勉強・成績 / 部活動 / 教師との関係 / 親子関係 / 両親の不仲・離婚 / 弟妹が生まれる / 近親者の死

●子ども自身もストレスの原因が分からないことがある

原因となるストレスが何なのか、子どもが意識していないことも多いです。発達段階によっては、意識することが難しいこともあります。子どもと家族から丁寧に学校生活や家庭生活の様子、身体症状の様子を聞きます。子どもの気持ちや置かれている状況を理解し、原因となるストレスを見極めていきます。

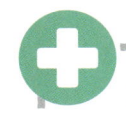

子どもの心身症の症状

●子どもに多い心身症の症状

子どもの心身症に代表的な症状は、腹痛、嘔吐、頭痛、下痢・便秘、胃痛などです。

●発達段階による心身症の症状

子どもの心身症は、成長発達段階によって現れやすい病態が異なります。年齢が進むにつれて症状は多様になり、患者数も増加します。

乳幼児は消化器症状、発熱、脱毛が主であり、幼児期になるとこれらに加えてチックがよくみられるようになります。また、学童期も引き続きチックが多く、起立性調節障害＊もみられるようになります。さらに、思春期になると、摂食障害、過敏性腸症候群、過換気症候群といった病態もみられます。

●身体面と心理社会面へのアプローチを

心身症の治療は身体面と心理社会面へのアプローチを行います。まずは、身体面に起きている症状を軽減することが大切です。

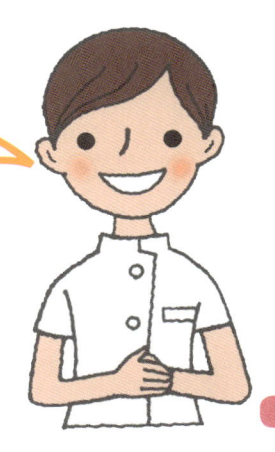

心身症の患者さんの中には、ストレスを感じておらず、自分は元気で困っていないと思っている人がいます。周囲もその言葉を信じ、ストレスを感じていることに気づかないことがあります。

先輩ナース

心身症には、うつ病や神経症など、他の精神疾患に伴う症状は入りません。

ベテランナース

＊**起立性調節障害**　脱力感や立ちくらみ、朝起きられないなどの症状。思春期に発症しやすい。

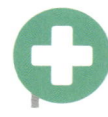

身体的疾患との鑑別

心身症をみていくうえで大切なことは、身体的疾患との鑑別です。現れている症状や病態が身体的疾患によるものであることもあります。まずは、身体的疾患との見極めが大切です。

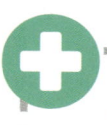

心身症を受け入れられない場合も

心身症といわれた場合、心身症を受け入れられずに、身体的疾患の精査を希望する親がいます。また、「弱いからだ」「我慢が足りない」「気のせいだ」などと子どもを責める親もいます。このように、子どもに心身症が疑われた場合、親にも戸惑いや混乱が生じます。心身症の治療は親と共に取り組む必要があります。親の思いを傾聴し、親との信頼関係を築き、親にもサポートすることが重要となります。

気管支喘息やアトピー性皮膚炎はアレルギー疾患として分類されますが、心身症的側面が強く、心身症としてみたほうがよいこともあります。

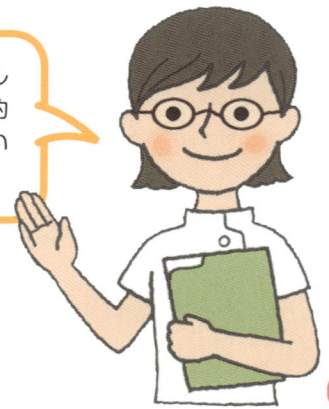

ベテランナース

いじめは不登校や心身症の原因にもなります。いじめの多くは小学校でみられます。いじめられている子どもは、誰かに相談していじめが深刻化することや親が心配することを恐れて、誰にも相談せずに一人で抱えていることも少なくありません。

先輩ナース

発達障害

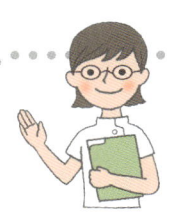

通常の学級に在籍する児童生徒の約6.5%が**発達障害**の可能性があるといわれています。したがって、発達障害をもちながら治療や入院をする子どもに出会うことも多く、子どもの特徴を理解して関わる必要があります。

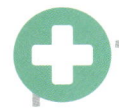 ## 自閉症スペクトラム症（広汎性発達障害）

人の心の動きを理解することが難しかったり、臨機応変に対応することが苦手だったり、特定のものに対してこだわりをもったりするなどといった特徴があります。周囲からみると、こだわりが強く、マイペースな子どもにみえます。知的障害はある子どもとない子どもがいます。幼児期から目を合わせようとしない、反応しない、話しかけてもオウム返しをする、特定の遊びに固執するなどという様子がみられ、親は育てにくさを感じていることもあります。早期に発見し、療育につなげることが大切です。

●関わるときのポイント

自閉症スペクトラム症との関わりには、次のようなポイントがあります。

・話すときは、わかりやすくはっきりとした言葉で話す。
・言葉だけの説明では理解しにくいことがあるため、絵やカードを使った視覚的なアプローチをしたり、メモを残したりするとよい。
・スケジュールを決めて、日課表を作る。シールを貼るなど視覚的なアプローチをする。
・予定が変更すると混乱するため、処置や検査でいつもと異なるスケジュールのときはしっかり説明しておく。また、スケジュールは直前に変更がないよう、予定どおりに進めていく。
・子どものこだわりを受け入れ、認めてあげる。
・刺激に過敏なところがあるため、静かで落ち着いた環境にする。

自閉症スペクトラム障害とは、これまでの自閉性障害、アスペルガー症候群、広汎性発達障害をまとめたものになります。育て方が悪かったのではないかと自責の念に陥る親もいます。しかし、育て方が原因でないことがわかっています。

先輩ナース

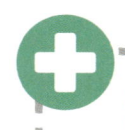

注意欠陥・多動性

　年齢に比べて落ち着きがなかったり、気が散りやすかったり、思いつきで行動するといった特徴がみられます。

　学習が困難になったり、忘れ物が多かったり、歯磨きや宿題のように毎日のルーティーンができなかったり、教室内を動き回ったり、おしゃべりが多かったり、友達の遊びに割り込んだり邪魔をしたり、順番を割り込んだりといった行動がみられます。

　そのため、学校や友人関係でトラブルを起こすこともあります。また、幼少時より注意をよく受けてきたため、自尊心が低下していることもあります。注意欠陥・多動性には、効果のある治療薬があります。

●関わるときのポイント

　注意欠陥や多動性との関わりには、次のようなポイントがあります。

- ・集中できる環境を整える。気が散るものは片づける。
- ・スケジュール表やチェック表を使う。
- ・実際に使う物品をひとつずつ見せながら説明する。
- ・子どもに協力してほしいこと、やってほしくないことは具体的に伝える。
- ・指示は具体的にし、ひとつずつ示す。
- ・いつ、どこで、だれが、どのくらい、何をするのか、子どもにはいつ、どこで、どのようなことを、どのくらいしてほしいかなど、具体的に説明する。
- ・きちんとできたことはその場で褒める。

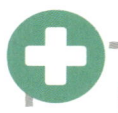

発達障害をもつ子どもの受診・治療

　発達障害をもつ子どもが受診したり、治療を受けたりする場合、発達段階に沿った関わりに加えて、発達障害の特徴を考慮した関わりが必要になります。発達障害をもつ子どもに対するプレパレーションについては、Chapter5に詳しく書かれています。

●スケジュールや流れを具体的に、視覚的アプローチを用いて説明する

　治療や処置の流れを事前に説明し、当日はスケジュールどおりに進めます。子どもの説明には、視覚的なアプローチをしたり、具体的にひとつずつ説明したり、実際に用いる物品などを見せたり、わかりやすくはっきり話したりするなど、その子どもに合わせた説明を行います。また、説明時は子どもが安心して集中できる環境を整えることも大切です。

●必要なこと、頑張ったことがわかる工夫をする

　内服や注射、吸入などのケアが必要になった場合、1日の予定表をつくったり、シール表をつくったりして、視覚的に流れがわかったり、必要なことがわかったり、頑張ったことがわかるようにします。

●触ってほしくないものには、子どもが気にならない工夫をする

カテーテルや創部＊などを触ったりしないよう、子どもが気にならないように覆ったり、隠したりして工夫します。カテーテルや創部は念入りに固定するなど、万一触ったり、引っ張っても、できるだけ影響がないように工夫します。

●環境を整える

子どもが落ち着いて安心できる環境を、処置や治療に専念できる環境を整えます。

●コミュニケーションが苦手な子どもの体調や気持ちを把握する

子どもは自分の体調や気持ちをうまく表出できないことがあります。子どもの様子をよく観察したり、親から情報をもらったり、ふだんの様子との変化に注意したり、行われる処置や治療の過程をよく理解して予測的に関われるようにしたりします。これまでに同じ処置や似たような処置の経験がある場合、そのときの子どもの反応を参考にします。

●必要な治療と子どものこだわりが合わないときは

治療のためにこれまでの生活習慣を変えなければならないことがあります。しかし、発達障害の特徴がそれを難しくすることがあります。

例えば、食事療法が必要となった子どもが、障害の特性から特定の食べ物にこだわっていたり、特定の食べ方にこだわっていたりして、うまく治療を進められないことがあります。偏食のある子どもは、その子どもによって味が嫌だったり、食感が嫌だったり、見た目が嫌だったり、温度が嫌だったりと原因は様々なため、対応も異なってきます。必要な治療と子どものこだわりが合わないときには、その子どもなりのこだわりの原因を見つけ出し、その子どもの好む対処方法を参考にして、少しずつ進めていきます。

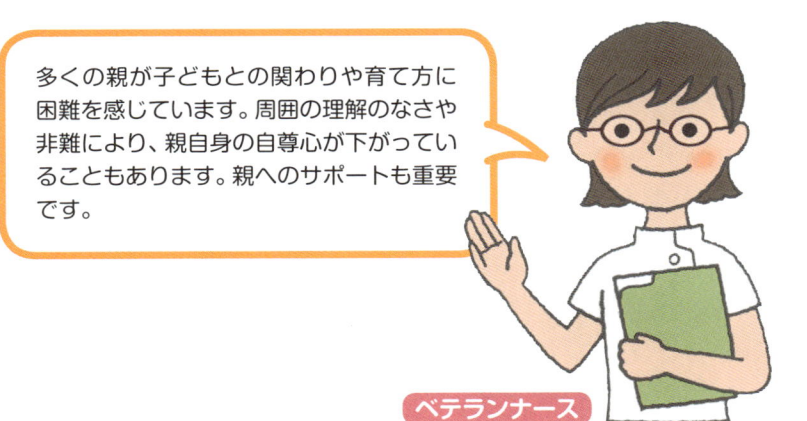

多くの親が子どもとの関わりや育て方に困難を感じています。周囲の理解のなさや非難により、親自身の自尊心が下がっていることもあります。親へのサポートも重要です。

ベテランナース

＊**創部**　手術でできた傷のこと。

肥満、やせ

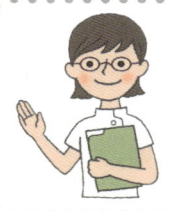

小児期の体格にかかわる健康問題としては、肥満とやせがあります。肥満は学童期から多く、成人期以降の生活習慣病の発症にも影響します。やせは、思春期以降に多いですが、心理社会的な要因が影響していることが多く、長期的な視点でかかわることが大切です。

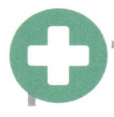

肥満

小児の**肥満**の判定は、6歳以上18歳未満で肥満度≧20％かつ／または体脂肪率の優位な増加（男児：年齢を問わず25％以上、女児：11歳未満30％以上、11歳以上35％以上）とされます。小児の体格の評価にはBMIの絶対値は使用しません。学童期の肥満は不登校やいじめなど社会生活に影響を及ぼすことがあり、また、思春期以降の肥満は成人肥満に移行することが多いため、年齢が小さく、肥満が軽度のうちからの介入がのぞましいです。

肥満は摂取カロリーが消費カロリーを上回るために生じます。食習慣の変化により高カロリーのものが簡単に手に入るようになったこと、ゲームやテレビなどの遊びが増えて体を動かすことが減ったことが背景にあります。

小児肥満の治療は、生活習慣の見直しが柱となります。食事療法では厳しいエネルギー制限により発育を妨げないようにし、家族そろって食事をとるなどの環境整備も重要です。また、運動療法では怪我に注意しながら、日常生活の中で体を動かし、楽しんで運動を継続できるように様々な遊びを体験させます。

これらの生活習慣の見直しは家族ぐるみで取り組む必要があり、家族とのコミュニケーションが大切になります。

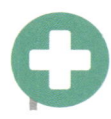

やせ

肥満度－20％以下の小児を**痩身傾向児**（そうしんけいこうじ）といいます。痩身傾向は思春期以降に増え、特に女児に多く、学童期からの痩身願望が背景にあるといわれています。痩身傾向は、神経性無食欲症（拒食症）につながる可能性があります。無理なダイエットのほかに友人・親子関係なども影響しているとされますが、無月経、骨粗鬆症（こつそしょうしょう）など身体への影響が大きく、家族を含めた支援が必要となるため、発症の予防や早期発見・支援が大切になります。

アレルギー

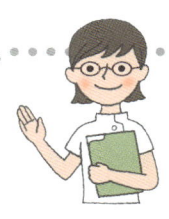

アレルギー疾患は患者数が増加しており、特に食物アレルギーの増加やアレルギー性鼻炎の低年齢での発症があります。アレルギーは時に命にかかわる症状をきたすことがあるため注意が必要です。

➕ アトピー性皮膚炎

アトピー性皮膚炎は、慢性的にかゆみがある湿疹があり、増悪と寛解＊を繰り返す疾患です。

湿疹は左右対称であるのが特徴であり、年齢により湿疹の出やすい部位が変わります。

▼年齢による湿疹の出やすい部位

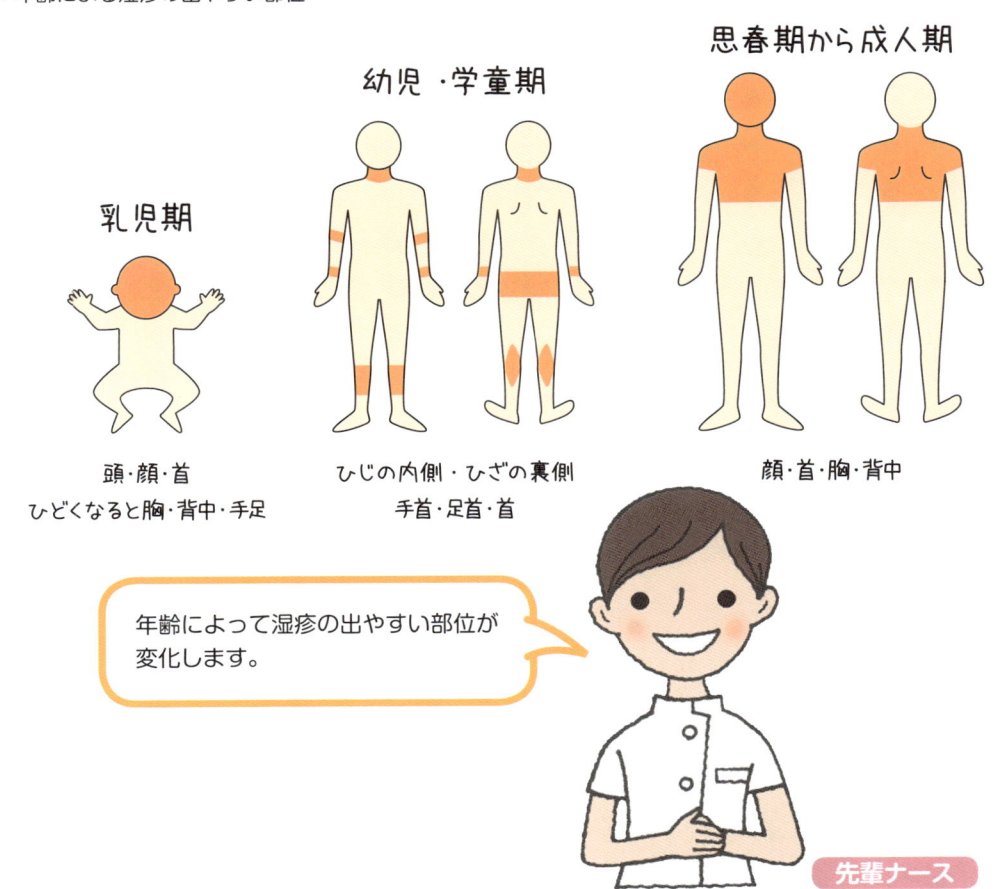

乳児期
頭・顔・首
ひどくなると胸・背中・手足

幼児・学童期
ひじの内側・ひざの裏側
手首・足首・首

思春期から成人期
顔・首・胸・背中

年齢によって湿疹の出やすい部位が変化します。

先輩ナース

＊**増悪と寛解**　増悪は症状が悪くなること。寛解は一時的に症状が収まること。

●原因・悪化因子

小児期のアトピー性皮膚炎の原因には、食物、発汗、物理的刺激（掻き壊しを含む）、黄色ブドウ球菌などの細菌、真菌などがあります。年齢が大きくなるとダニ・ハウスダストなどの環境因子、ストレスなども原因や悪化因子となります。

●治療

治療は、原因・悪化因子の検索と対策、スキンケア、薬物療法の3点からなります。掻き壊し予防のためにミトンを使用する場合は、運動発達に影響を及ぼさないように使い方を工夫します。スキンケアとして皮膚の清潔と保湿を行い、塗り薬（ステロイド外用薬または免疫抑制外用薬）を使用します。症状が改善した後も毎日のスキンケアと医師の指示に基づいた塗り薬の間歇的＊な使用により、著しい悪化を予防できます（proactive療法）。

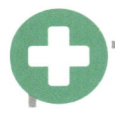

食物アレルギー

食物アレルギーは、食物によって引き起こされる抗原特異的な免疫学的機序を介して生体に不利益な症状が惹起される現象です。食物アレルギーは0歳児で発症することが最も多く、原因食品は鶏卵、牛乳、小麦が多いですが、成長にともない原因食品が変わってきます。

▼新規発症の原因食物＊　　　　　　　　　　　　　　　　　　　n=1,700

	0歳 (884)	1歳 (317)	2、3歳 (173)	4〜6歳 (109)	7〜19歳 (123)	≧20歳 (100)
1	鶏卵 57.6%	鶏卵 39.1%	魚卵 20.2%	果物 16.5%	甲殻類 17.1%	小麦 38.0%
2	牛乳 24.3%	魚卵 12.9%	鶏卵 13.9%	鶏卵 15.6%	果物 13.0%	魚類 13.0%
3	小麦 12.7%	牛乳 10.1%	ピーナッツ 11.6%	ピーナッツ 11.0%	鶏卵 小麦 9.8%	甲殻類 10.0%
4		ピーナッツ 7.9%	ナッツ類 11.0%	ソバ 魚卵 9.2%		果物 7.0%
5		果物 6.0%	果物 8.7%		ソバ 8.9%	

年齢群ごとに5％以上を占めるものを上位5位まで記載

食物アレルギーを診断するための検査には、特異的IgE抗体検査、皮膚プリックテストなどがありますが、最も確実なものは食物経口負荷試験です。**食物経口負荷試験**では、アレルギーが疑われる食品を摂取させて誘発症状の有無を確認するため、アナフィラキシーなどの重篤＊な症状が誘発される可能性があります。したがって、文書による説明と同意のもと、緊急対応が可能な体制を整備して実施します。

＊**間歇的**　　一定の間隔で起きたりやんだりすること。
＊**重篤**　　　病状が非常に重いこと。
＊出典：海老澤元宏・日本小児アレルギー学会著、食物アレルギー診療ガイドライン2016、日本小児アレルギー学会。

●食物アレルギーの症状と対処

食物アレルギーの症状は、即時型反応（数分〜数時間以内に出現）が多く、臓器ごとに重症度を評価し、適切な治療につなげることが大切です。小児の発達段階によっては自分で症状を訴えることができないため、バイタルサインや症状の観察を密に行う必要があります。

複数の臓器に全身性にアレルギー症状が起こることを**アナフィラキシー**、血圧低下や意識障害を伴う場合を**アナフィラキシーショック**と呼びます。アナフィラキシーが起こった際には、モニター類を小児に装着しバイタルサインを測定します。

処置は医師の指示に基づき行います。アナフィラキシーが病院以外の場所で起こったときは、アドレナリン自己注射薬（エピペン®）を使用して救急車にて病院に搬送します。

▼食物アレルギーの臨床所見による重症度分類＊

		グレード1（軽症）	グレード2（中等症）	グレード3（重症）
皮膚・粘膜症状	紅斑・蕁麻疹・膨疹	部分的	全身性	全身性
	掻痒	軽い掻痒（自制内）	強い掻痒（自制外）	強い掻痒（自制外）
	口唇、眼瞼腫脹	部分的	顔全体の腫れ	顔全体の腫れ
消化器症状	口唇内、咽頭違和感	口、のどの痒み、違和感	咽頭痛	咽頭痛
	腹痛	弱い腹痛	強い腹痛（自制内）	持続する強い腹痛（自制外）
	嘔吐・下痢	嘔気、単回の嘔吐・下痢	複数回の嘔吐・下痢	繰り返す嘔吐・便失禁
呼吸器症状	咳嗽、鼻汁、鼻閉、くしゃみ	間欠的な咳嗽、鼻汁、鼻閉、くしゃみ	断続的な咳嗽	持続する強い咳込み、犬吠様咳嗽
	喘鳴、呼吸困難	－	聴診上の喘鳴、軽い息苦しさ	明かな喘鳴、呼吸困難、チアノーゼ、呼吸停止、$SpO_2 \leqq 92\%$、締め付けられる間隔、嗄声、嚥下困難
循環器症状	脈拍、血圧	－	頻脈（＋15回/分）、血圧軽度低下[1]、蒼白	不整脈、血圧低下[2]、重度除脈、心停止
神経症状	意識状態	元気がない	眠気、軽度頭痛、恐怖感	ぐったり、不穏、失禁、意識消失

＊1：血圧軽度低下：1歳未満＜80mmHg、1〜10歳＜[80+(2×年齢)mmHg]、11歳〜成人＜100mmHg
＊2：血圧低下：1歳未満＜70mmHg、1〜10歳＜[70+(2×年齢)mmHg]、11歳〜成人＜90mmHg

＊出典：海老澤元宏・日本小児アレルギー学会著、食物アレルギー診療ガイドライン2016、日本小児アレルギー学会。

入院中の子どもの心と身体や生活習慣を正しく理解することが子どものアセスメントの基本となります。

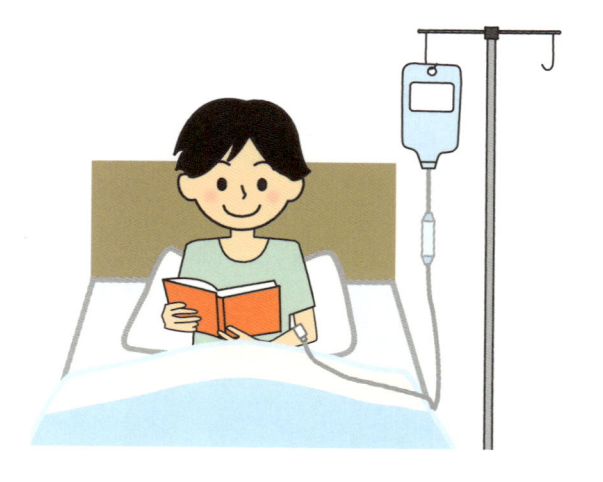

バイタルサインによる
アセスメント

生命徴候を示すバイタルサインから、
どのようにアセスメントしていけばよいのか、
小児の特徴を踏まえて解説します。

小児のバイタルサイン

バイタルサイン測定は対象把握のための重要な看護行為です。ここでは、小児のバイタルサインの特徴について解説します。

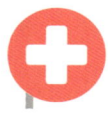

バイタルサインとは

バイタルサインは「人間の生命兆候」です。バイタルサインの項目には諸説あり、血圧・心拍（脈拍）・呼吸・体温・尿量・意識など挙げられること もありますが、本書では尿量・意識を除いた4項目について示します。

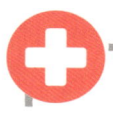

バイタルサインと看護

医療現場においてバイタルサインの把握はすべての医療従事者にとって必須の事柄です。その中 でも、最も患者の近くにいて経時的な変化を観察できる看護師の責務は、

①確実な手技によって正確なバイタルサインデータを得る。
②自らが得たデータから根拠のあるアセスメントを行う。
③アセスメント結果からケアや医師への相談など適切な対応につなげる。

などになります。看護師によって測定されるバイタルサインは、そのときの状況のみならず経時的 変化を把握するための重要な患者状態のデータとなります。

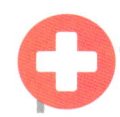

小児のバイタルサイン

バイタルサインは看護師の基本的な技術とされていますが、小児のバイタルサイン測定やそのアセスメントはたいへん難しく、簡単にできることではないのです。測定するときにも独特なコミュニケーションが必要で、バイタルサイン測定自体にかなりの技術・工夫が必要となります。

「子どもは小さな大人ではない」とはよくいわれることですが実際にそのとおりです。臓器は成人と同じでも、その予備力や機能はまったく異なります。成人とはバイタルサインの正常値が異なることも、その変化の有り様が異なることも当然な

のです。体重や年齢によってのバイタルサインの正常値は大きく異なり、個人差も驚くほど大きく、環境からの影響も大人では考えられないほどです。

そのようなことを加味しながらアセスメントすることは容易ではありませんが、小児看護を実践する方々は、体重や基礎疾患含めた「小児であること」の特徴を考えてバイタルサイン測定・そこからのアセスメントと対応をしていくことが必要になります。

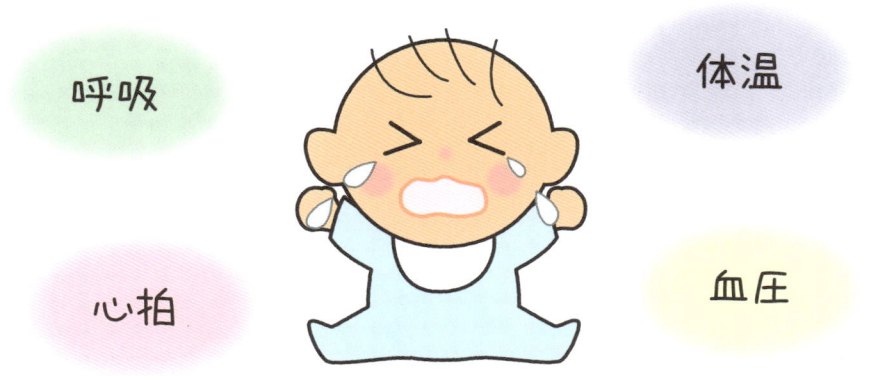

呼吸　体温　心拍　血圧

小児であることの特徴を考えて
バイタルサイン測定・アセスメントと対応をする

小児看護では、子どものバイタルサイン測定時、心拍数も呼吸数も正確に測定できず聴診もできないことを必ず経験をします。子どもが泣く前にできる観察から行うことや保護者の協力を得ること、おもちゃや音で上手に気をそらすことなどで上手くいくこともあります。もしも、どうしても泣いてしまった状態でしかバイタルサインを測定できないようであれば、それが啼泣時の測定値であることを明示しておくとよいでしょう。

先輩ナース

小児の体温

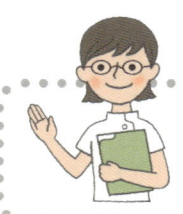

小児は環境や感染症などで容易に体温が変動します。正確な値を得られるよう測定方法を工夫し、状況や全身状態を含めたアセスメントに努めます。

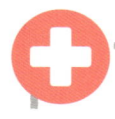 体温とは

体温とは、身体内部の温度のことで生理学的には心臓から出てすぐの大動脈の温度のことをいいますが、実際にはこの温度を測定することは難しいために、身体内部の温度に近くて測定しやすい腋窩・口腔・直腸・鼓膜などの部位の温度を測定します。

熱の産生（体温上昇）は筋肉の震えや皮膚血管の収縮などのシステムによって、熱の放散（体温下降）は不感蒸泄や発汗などのシステムによって行われます。これらの熱産生と熱放散のバランスは視床下部にある体温調節中枢が行っています。

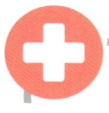 小児の体温の特徴

小児は体重・年齢が小さいほど体温調節機能が未熟で、外的環境の影響を受けやすいのが特徴です。衣類や掛け物・気温によるうつ熱によって容易に体温は上昇し、寒冷にさらされるとすぐに体温が下降してしまいます。

また、小児期は様々な流行性の感染症に罹患しやすいことに加えて、予防接種の副反応などで発熱しやすい状況も多くあります。子どもの体温を測定しアセスメントするときには、生活環境とそのときの子どもの機嫌や測定前後の活動状態（入浴や食事の後かどうかなど）を考慮します。

小児救急外来で「発熱」は常に来院理由のトップに君臨します。それほど小児の発熱は一般的なものです。小児の平熱が成人より高い理由は、皮膚が薄く皮膚温が中枢温に近いこと・皮膚表面積が大きく周囲の熱を取り込みやすいこと・汗腺が未発達で皮膚から熱放散することなどが挙げられます。これら小児の体温の特徴を踏まえて体温測定・アセスメントをしていく必要があります。

▼発達段階ごとの体温正常値（℃）の目安

発達段階	体温
新生児期	36.5〜37.5
乳児期	36.5〜37.3
幼児期	35.8〜36.8
学童期	35.6〜36.8

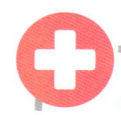

体温測定の方法とポイント

体温計を挿入した状態で押さえつけられている状態は子どもにとっては苦痛なものです。安心できる存在である保護者に協力してもらったり、遊びを取り入れて気を紛らわせるような工夫をしたりしながら測定するとよいでしょう。

新生児や乳児に対して、オムツに体温計を挟んだり首の間に体温計を挟んだりして体温を測定しているような場面をみかけたこともあるかもしれませんが、これらは、深部体温を反映していないこと・褐色細胞の影響を受けることなどで正確な測定ができません。測定部位や方法に応じた正確な情報を得て、適切にアセスメントしていくことが必要です。

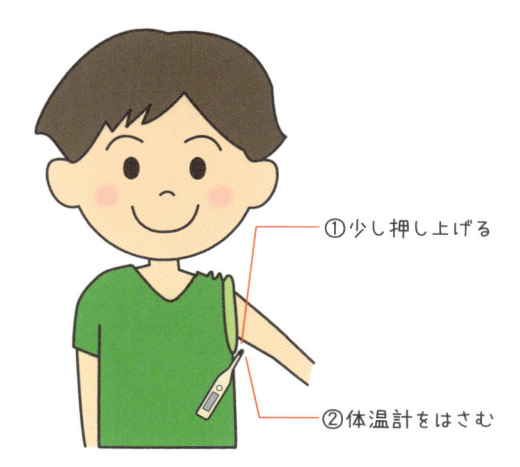

①少し押し上げる
②体温計をはさむ

▼体温の測定部位と特徴・留意点

部位	測定方法・時間	特徴	留意点
腋窩	腋窩動脈にあたるように下から上に向かって45度の角度で体温計を挟む。 実測式：約5分 予測式：約1～2分	子どもにとっての苦痛が少なく、簡易であることから一般的に用いられる。	発汗が多いときには汗を拭きとってから測定する。 脇をしっかり閉めて皮膚と体温計が密着するようにして測定する。
口腔	舌小帯を避けて、舌下中央部付近に体温計を挿入する。 3～5分	粘膜腔温を測定する。主に、成人女性の基礎体温測定時に使用する。	体温計をかじるなどして口腔内を損傷する恐れがあるので、思春期女児以外の小児には基本的に使用しない。
鼓膜	耳を後方斜め上に引っ張り、外耳道をまっすぐにして体温計を挿入する。 1秒	鼓膜の後ろにある内頸動脈の温度を反映している。 外部環境の影響を受けにくく、測定が簡便。	挿入する向きや耳垢によって測定値に誤差を生じやすい。 中耳炎など耳疾患がある場合には使用できない。
直腸	潤滑油を体温計につけ、乳幼児で1～2cmを目安に肛門に挿入する。 約3分	直腸内の温度であり、最も体腔温に近い。新生児や乳児に用いられることが多い。	下痢や肛門周囲の異常がある場合、動きが激しいときには直腸を傷つけることがある。測定時はプライバシーに配慮する。
赤外線	額などに赤外線を照射して測定する。 1秒	皮膚表面から放射される赤外線熱量を測定する。 小児の身体に接触せずに測定できる。	環境温の影響を受けやすい。赤外線を顔に照射されることを子どもが怖いと感じることもある。

小児の呼吸

小児の観察において呼吸状態のアセスメントは重要です。小児の呼吸の特徴を捉え適切にアセスメントしていけるようになりましょう。

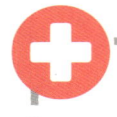 ## 呼吸とは

呼吸とは、生体が生命維持に必要な酸素（O_2）を外界から取り込み、肺胞でのガス交換を経て、代謝の結果生じた二酸化炭素（CO_2）を排泄することをいいます。身体にある呼吸器は、空気の通り道である気道（上気道、下気道）とガス交換の場である肺胞（呼吸部）で構成されています。

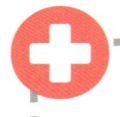 ## 小児の呼吸の特徴

小児の呼吸機能は、解剖学的にも機能的にも成人とは異なります。小児の呼吸における解剖生理学的特徴を以下に挙げます。

①出生による呼吸様式の変化がある。
　➡胎児は出生して初めて肺呼吸を始める。肺呼吸が始まり胎外環境に適応してくるまでの1カ月ほどは、体内での呼吸・循環の状態変化が著しくなる。
②支持組織が十分発達していない。
③肺の呼吸面積が成人に比較して小さい（新生児では成人の約1/2）。
④呼吸筋が弱く肋骨が水平で、胸郭コンプライアンス＊が高い。
　➡容易に努力呼吸を生じる。呼吸様式は横隔膜優位となる。
⑤喉頭蓋はオメガの形で高位前方にあり、気道の軟骨も柔らかく石灰化していない。
　➡気道がつぶれて狭窄しやすい状態にある。
⑥乳児期は強制的経鼻呼吸のため、気道抵抗が高い。
　➡鼻呼吸のため哺乳中も呼吸ができるようになっている。
　　鼻からの胃管や鼻汁などによって酸素を取り込みにくくなることもある。
⑦1回換気量に対する死腔（気道の中で換気に関与しない部分）が相対的に大きい。
⑧換気量に対して酸素消費量が多い。
　➡酸素消費量が高まる状況では、呼吸数を増やして代償しようとする。
⑨呼吸中枢が未熟である。
　➡乳児期などでは無呼吸を生じることも少なくない。成人であれば低酸素状態になれば呼吸数を上昇させて対応するが、乳児では逆に低酸素が無呼吸を誘発することもある。

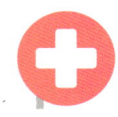

呼吸の観察方法とポイント

前記の小児の解剖・生理学的な呼吸の特徴によって、呼吸による酸素効率は成人に比べて不利な状態にあります。そのため、小児の心停止など危急的状態はほとんどの場合呼吸原性ですし、危急的状態でなくても調子が悪くなるときの多くは呼吸状態も不良です。このことから、呼吸状態の観察は子どもの状態把握に重要となります。

呼吸状態は、呼吸回数・呼吸パターン・パルスオキシメーターによる経皮的酸素飽和度（SpO_2）・呼吸音などで観察します。

●呼吸回数・呼吸パターン

胸腹部の動きを観察して1分間の呼吸回数を測定します。子どもの身体に触れずにできるため、バイタルサイン測定の最初に行うとよいでしょう。年齢が低いほど呼吸が不規則であることが多いため、少なくとも30秒は測定します。同時に努力呼吸の有無も観察します。

▼発達段階ごとの呼吸数（回／分）の基準値

年齢	呼吸数
新生児	30〜60
乳児	25〜45
幼児	20〜30
学童期	15〜20

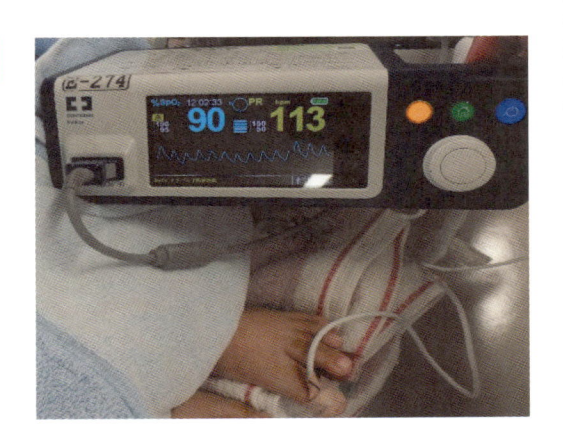

●経皮的酸素飽和度（SpO_2）

パルスオキシメーターは、プローべ＊を装着するだけで非侵襲的に酸素飽和度を連続測定する機器です。装着部位は基本的に上下肢の指先ですが、乳児は指が細いため足背と足底で挟むように装着するとプローべの発光面と受光面が平行になるよう巻くことができます。

プローべ装着部位は体温よりもやや高い温度まで上昇するので、プローべをきつく装着することで低温熱傷などの皮膚トラブルを生じることがあります。圧迫しすぎないように装着し、持続装着する場合には定期的に装着部位を変えて皮膚トラブルを予防します。

●呼吸音の聴診

「もしもしするね」など年齢に応じた説明をして、あらかじめ手などで温めた聴診器を使用して呼吸音を聴取します。左右差や上葉・中葉・下葉での呼吸音の強弱の有無、喘鳴や異常音の有無などを観察します。

＊**胸郭コンプライアンス**　肺や胸郭の膨らみやすさを表す。コンプライアンスが低いと肺や胸郭が膨らみにくいといえる。
＊**プローべ**　指先や耳などに付ける検知器のこと。

小児の脈拍・心拍

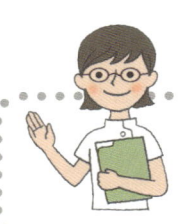

小児の脈拍（心拍）の変化の特徴をおさえ、工夫して正確な測定・適切なアセスメントができるよう努めていきましょう。

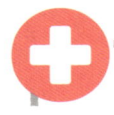

脈拍・心拍とは

脈拍は、心臓の拍動（心拍）によって大動脈に押し出された血液が血管壁を押し広げたときに伝わる振動を感知したものです。動脈が体表の近くを通っている部位で動脈を触れてみることで心拍に応じて血管が脈打つ様子を観察できます。

心臓には特殊心筋繊維と呼ばれる繊維があって、その一部である洞結節から電気的な刺激が自動的に発生し刺激伝導系を介して心筋を収縮させます。また、心臓には交感神経・副交感神経の両方の自律神経線維が分布していて、心拍数と心拍出量を調整しています。

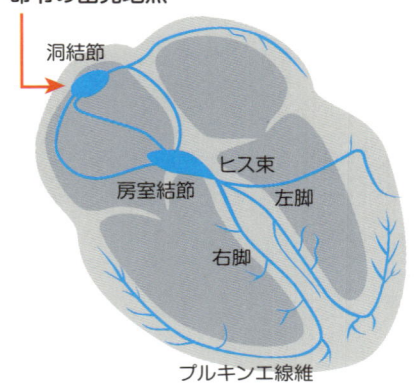

命令の出発地点

洞結節
房室結節
ヒス束
左脚
右脚
プルキンエ線維

> **洞結節**から「収縮しなさい」という命令が出て、それが心房や心室に伝わると心臓が収縮する。
> 洞結節からの命令は、洞結節➡心房➡房室結節➡ヒス束➡左脚・右脚➡プルキンエ線維➡心室の順に伝わる。

▼自律神経系への影響因子と心拍数・心拍出量の調節

交感神経が優位になる状況 （心拍数は上昇して、脈が大きく触れる）	副交感神経が優位になる状況 （心拍数は減少して、脈が小さく触れる）
痛み、ストレス、啼泣、運動、発熱、出血、脱水、貧血、呼吸不全、心不全　など	睡眠、低体温、迷走神経反射　など

脈拍数を変化させる因子としては、次が考えられます。

①刺激伝導系の変化。
②心拍数を変動（交感神経や副交感神経を刺激）させる変化が生体に生じている。
③自律神経の異常。

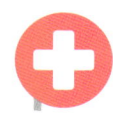

小児の脈拍・心拍の特徴

小児は心臓の容量が小さく1回拍出量が少ないため、心拍数を増やして循環血液量を保っています。そのため年齢（体重）が低いほど心拍数は多くなります。痛みや苦痛によっても交感神経を刺激し心拍数が上昇するため、言葉で表現できない子どもの痛みや苦しさを察知する手掛かりにもなります。年齢ごとの正常値を把握し、変化がみられた時にはその要因をアセスメントしていくことが必要です。

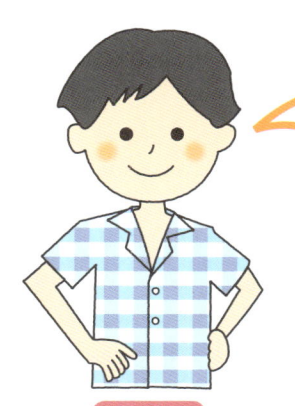

急にドキドキすることがあるよ。

心拍数の上昇は痛みや苦しさを察知する手掛かりにもなります。

子ども

先輩ナース

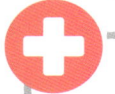

脈拍・心拍の測定方法とポイント

子どもの発達段階によっては、脈に触れられることを嫌がって腕を動かし正確に脈拍測定できないこともあります。聴診器を用いて心音から心拍数を聴取する心拍測定は聴取できる範囲も広く、速い脈も測定しやすくなります。

心臓に異常がある場合には、脈拍数と心拍数が一致しないこともあるため、その場合には脈拍数ではなく心拍数で測定します。脈拍測定を行うか心拍測定を行うかは、小児の体格や年齢、疾患や脈の状態の他、協力の得やすさなどによって選択していくとよいでしょう。

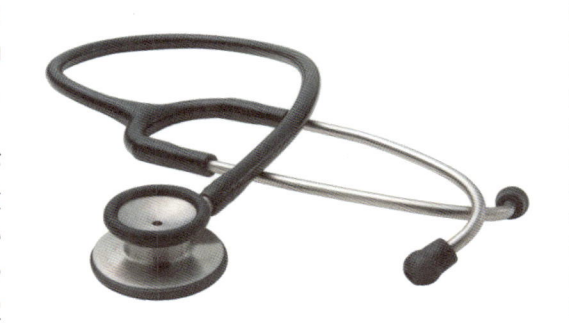

●脈拍測定の方法

脈拍測定は次の方法で行います。

①基本的には橈骨動脈で測定します。乳児であれば、露出していることが多く比較的触れやすい足背動脈なども測定しやすい部位です。声掛けしながら優しく触れて子どもの恐怖心を軽減させるように工夫しましょう。乳児や幼児であれば、母親などに抱っこしてもらった状態で行うと安静時の脈拍を測定しやすくなります。

②片手で子どもの手を支え、もう片方の手の示指と中指で動脈に軽く触れます。

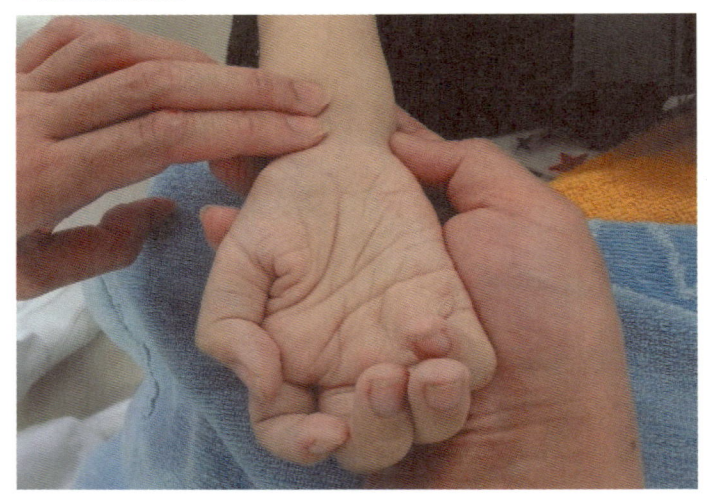
▼橈骨動脈で測定

③ストップウォッチか秒針つきの時計を用いて1分間の脈拍数を測定します。子どもが嫌がり、暴れる場合は、不整脈がなければ30秒間測定して倍の数を脈拍数とします。
④測定が終了したことと測定結果を子どもと家族に伝えます。

●心拍測定の方法
心拍測定は次の方法で行います。

①子どもの衣類を必要最小限に開いて、温めておいた聴診器を心尖部^{しんせんぶ}に当てます。小児は胸壁が薄く成人よりも拍動が伝わりやすいため、衣類を開くことを嫌がるようであれば薄手の衣類の上から聴診しても測定できます。
②30秒〜1分間心拍数を測定します。このときに同時に心雑音の有無も聴取することができます。脈不整の有無がないかも確認します。
③衣類を整え、測定が終了したことと測定結果を子どもと家族に伝えます。

▼発達段階ごとの脈拍（心拍）数（回／分）の基準値

年齢	脈拍（心拍）数
新生児	120〜160
乳児	110〜130
幼児	90〜120
学童期	80〜90

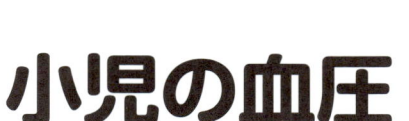

小児の血圧

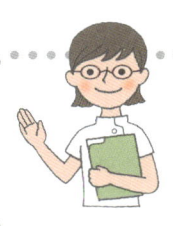

小児の血圧を測定する機会は他のバイタルサイン測定に比べて少ないかもしれませんが、適切なサイズの道具を用いて正確に測定できるようにしましょう。

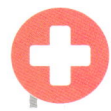

血圧とは

血圧とは、循環血液によって動脈壁・静脈壁・心腔などに及ぼされる側圧のことをいいますが、ふつう血圧といえば動脈の血圧をさします。動脈血圧は心臓から末梢にいくほど低くなります。

血圧は、心臓からの血液の拍出から得られるもので、心臓が収縮して血管へ血液を送り出すとき（収縮期）と、送り出し終えるとき（拡張期）の圧が重要になります。また、この収縮期と拡張期の圧の差（脈圧）が少なくても、逆にありすぎても心臓から有効に血液が拍出されていないことになります。

血圧は、心拍出量（1回心拍出量×心拍数）×末梢血管抵抗で構成されていて、実血圧の数値の変動からアセスメントできることは数多くあります。

▼血圧の構成要素と調節

構成要素	調節システム	血圧による変化
1回心拍出量	体液量による調節 ➡腎臓での尿排泄変化で循環血液量を変化させる。発現は遅く長期的に作用	下降：Na再吸収、尿排泄量減少 上昇：尿排泄量増加
心拍数	神経性による調節 ➡主に交感神経・副交感神経が作用する。数秒～数分以内に作用	下降：交感神経を刺激 上昇：副交感神経を刺激
末梢血管抵抗	液性による調節 ➡主にホルモンの働きが血管に作用する。数分後～数日作用	下降：血管を収縮 上昇：血管を弛緩

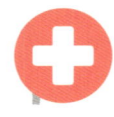

小児の血圧の特徴

小児は心臓が小さく1回の拍出量が少ないために血圧は低く、そのぶん心拍数を高くして心拍出量を保っています。年齢（体重）が小さいほど血圧は低くなります。

小児の血管は基本的には弾力があり動脈硬化などもほとんどないため、脳血管病変やホルモン異常などの症状として表れているもの以外は高血圧が問題となることは少ないといわれています。

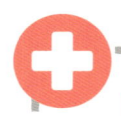

血圧の測定方法とポイント

血圧測定は日常的に行われる事柄ではないため、子どもにとっては初めての体験であることも少なくありません。マンシェット＊を巻かれたり、締め付けられたりすることに恐怖感を抱く子どももいます。年齢に応じて「これを腕に巻くね」「シュポシュポするよ。ギュッてなるけど痛くないよ。」など体験することを説明したり、事前に保護者や人形などにやってみせてイメージをつけるなどの工夫をしたりすると協力が得られやすくなります。

乳児では聴診器を用いてコロトコフ音（マンシェットの圧を下げていったときに聴こえる音＝血管に流れる血液の音）を聴き取ることが困難なこともあります。その場合は触診法で収縮期圧のみを測定します。脈圧（収縮期圧と拡張期圧の差）も確認する必要がある場合は電子血圧計を用います。電子血圧計の測定値は不整脈がある場合は不正確になりやすいため、必ず実際に脈を触知して不整脈がないかを確認しながら血圧測定します。

血圧測定時に使用するマンシェットの幅は、上腕で測定する場合上腕周囲の1.2～1.5倍の幅、あるいは上腕の長さの2/3程度の幅とされています。年齢別のマンシェット幅の目安を次表に示します。小児期は同じ年齢でも体格の差が大きいため、体格や測定部位のサイズに応じたマンシェット幅を選択します。マンシェット幅は狭いもので測定すると測定値が高くなり、広いもので測定すると低くなってしまいます。

▼年齢別のマンシェット幅（cm）

年齢	幅
3カ月未満	3
3カ月～3歳未満	5
3～6歳	7
6～9歳未満	9
9歳以上	12

＊マンシェット　腕などに巻いて、動脈血流を一時的に遮断する圧迫帯のこと。

●血圧測定の方法

血圧測定は次の方法で行います。

①子どもの体格に応じた幅のマンシェットを準備し、血圧計は圧がきちんとかかるかを確認しておきます。

②血圧測定をすることを子どもに伝えます。伝える際には年齢に応じた説明をします。

③測定する部位にマンシェットを巻きます。以下は、上腕時の測定を示します。
薄手の衣類であれば衣類の上からマンシェットを巻いても測定できますが、衣類が測定部位を圧迫しマンシェットが巻きにくいようであれば衣類を脱いでもらいます。肘から1～2cm上の位置に、指が1～2本入る程度の緩さでマンシェットを巻きます。

④上腕動脈を表在化して拍動が触れやすくなるように子どもの肘を伸展させ、上腕動脈に指を当てて拍動を確認します。子どもの腕を保持したまま確認した位置に聴診器を当てます。

⑤自動血圧計を用いない場合は、いつもの血圧の値（または橈骨動脈で脈を触知しながら加圧し脈が触れなくなったところ）から20～30mmHg程度高いところまで加圧してから減圧します。

⑥減圧していきコロトコフ音が聴こえはじめた値（収縮期血圧）と消失した値（拡張期血圧）を読みます。

⑦衣類を整え、血圧測定が終了したことと測定結果を子どもと保護者に伝えます。

▼発達段階ごとの血圧測定（mmHg）の基準値

年齢	収縮期	拡張期
新生児	70～90	50前後
乳児	80～90	60前後
幼児	90～100	60～65
学童	110～120	60～70

▼子ども用血圧計

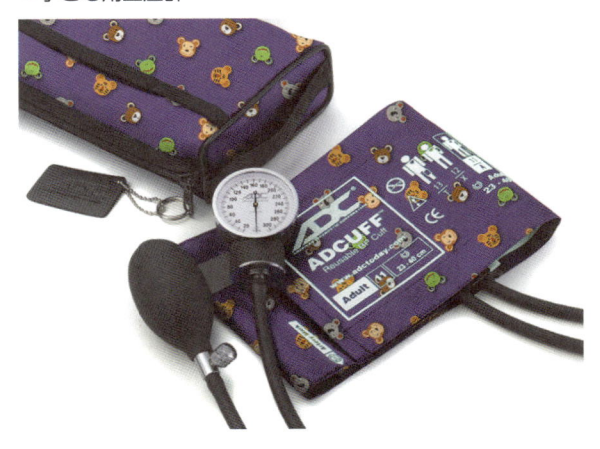

四肢に麻痺のある子どもや先天性心疾患の子どもでは、測定部位によって血圧の測定値が異なることがあります。測定値の変化を把握する必要がある際には、同一部位に統一して測定していく必要があります。

バイタルサインの異常とアセスメント

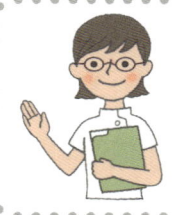

身体機能の未熟な小児においては、容易にバイタルサインが変動するのと共に、言語発達の未熟性からバイタルサインが唯一の状態把握の指標となることもあります。確実なバイタルサイン測定と適切なアセスメントが必要です。

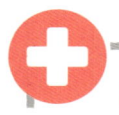 体温の異常

何らかの原因で体温調節のバランスが崩れることによって、高体温（発熱・うつ熱）や低体温といった異常が出現します。

●高体温

発熱：平常温より体温が1℃以上高くなった状態をいいます。細菌やウイルスなどの外因性発熱物質が内因性発熱物質を産生して発熱を起こします。

うつ熱：異常な暑さで体熱の放散が障害され、激しい運動によって放熱の限界を超えて体熱が産生されたりすることによって、熱が体内に貯留した状態をいいます。

体温が1℃上昇すると7〜13％代謝が亢進します。高体温によって代謝が亢進し、アドレナリンが分泌されることによる呼吸数・心拍数増加、発汗に伴う脱水や循環血液量の低下を引き起こすなど循環動態への影響をきたすことがあります。また、脳神経細胞の活動が活発な幼児期頃までの小児は、発熱によるけいれん（熱性けいれん）を引き起こすことも稀ではありません。

高体温の原因として常に考慮しておくことは敗血症という重篤な症状を伴う重症感染症です。呼吸回数増加・SpO$_2$低下（90％以下）・乏尿・意識レベル低下・代謝性アシドーシス＊などの敗血症を疑うサインがないかを注意深く観察していかなくてはなりません。

＊**代謝性アシドーシス**　血液、もしくは他の体液の酸塩基平衡が酸性側に傾くこと。

●低体温

平常温より体温が低くなった状態をいいます。体熱産生の低下による場合と体熱放散が増えている場合が考えられます。

低体温によって呼吸・心拍数の低下、循環血液量の低下、末梢循環不全に陥ることで身体の主要臓器に様々な影響を与えます。通常低体温では徐脈になるのにも関わらず、頻脈である場合は、外傷や脱水、敗血症、低血糖などを鑑別することが必要になります。

低体温時に末梢血管が収縮して手足が冷たくなるのは熱放散抑制しているためで、シバリングという身体をブルブル震わせる筋肉収縮が起こるのは熱産生を増大しているためです。これらの症状があるときには、本人は寒さを感じている状態にあるので保温に努めます。

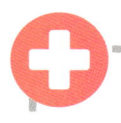

呼吸の異常

小児は解剖学的・生理学的に呼吸機能が未熟であることから、容易に呼吸状態の異常をきたします。心身共に急激な成長発達段階にある小児にとって、低酸素による全身状態への影響は少なくありません。呼吸不全に至る前の**呼吸窮迫**（全身の低酸素状態を回避しようと身体が代償している状態）での早期発見・早期対処がポイントになります。

呼吸の異常をきたした状態である**呼吸不全**とは、「呼吸機能障害のために動脈血ガスが異常値を示して、そのために正常な機能を営むことができない状態」のことをいいます。呼吸不全によって引き起こされる**低酸素血症**（一般的には酸素分圧60Torr以下）は、以下に示す肺胞低換気・拡散障害・換気血流比不均衡・シャントが原因となります。

▼低酸素血症の原因と病態

呼吸不全の原因	病態	要因
肺胞低換気	十分なガス交換が行える肺胞換気量が得られない。	・呼吸中枢の機能異常 ・脳血流障害による呼吸中枢への影響 ・肺や胸郭の解剖学的異常
拡散障害	肺胞から赤血球への酸素の拡散に問題がある。	・肺胞膜の障害 ・無気肺や閉塞性肺疾患による肺胞換気面積の減少 ・貧血などによる血中Hbの低下 ・肺血流量の減少
換気血流比不均衡	肺換気量と血流比のバランスの崩れ。	・気道、肺胞、肺血管の異常をきたす疾患
シャント	右心系から拍出された血液が本来されるべきように酸素化されない。	・肺内血管シャント ・先天性心疾患などの心臓内シャント ・無気肺などの肺胞の虚脱

小児の場合、アセスメントする際に基礎疾患の有無を考慮することが必要になります。その子どもが低出生体重児として出生したのであれば**CLD（新生児慢性肺疾患）**を考慮しなくてはなりませんし、重症心身障害児では、その呼吸機能や解剖学的な個性を含めたふだんの呼吸状態・バイタルサインの正常値を知らなければ、適切なアセスメントはできません。

また、先天性心疾患の子どもに関しては、血行動態によって酸素分圧（酸素飽和度）の正常値が大きく異なることを知っておくと共に、新生時期・乳児期の多呼吸・呼吸不全状態で酸素投与でも改善しない場合は、高濃度酸素投与の継続が致命的

となり得る先天性心疾患の可能性があるということも念頭におく必要があります。

周囲の感染症流行状態を把握したり、「いつから・どんな風に・どんな状態なのか」を問診したりすることによって、より適切なアセスメント・対応につなげることができます。

●呼吸パターンの異常

小児の**呼吸パターン**は変化しやすく、それが正常か異常かを見極めるのは難しいこともあります。小児期（特に新生時期・乳児期）では、成人にはみられない**周期性呼吸**と**無呼吸発作**という非特異的な呼吸パターンがみられることもあります。

▼呼吸パターンの異常

呼吸パターン	呼吸様式	主な原因
周期性呼吸	呼吸の深さ・回数が周期的に変化して15〜30秒の無呼吸を伴うこともある。	新生児、呼吸中枢の未熟性
無呼吸発作	呼吸停止が20秒以上または20秒以下でも徐脈を伴う呼吸停止。	新生児、低出生体重児、低体温、低酸素、薬剤副作用
頻呼吸	正常以上の呼吸数。	CO_2貯留、肺炎、心不全、喘息
徐呼吸	正常以下の呼吸数。	鎮静剤の影響、頭蓋内圧亢進
過呼吸	呼吸の深さが増加（1回換気量増加）。	運動、興奮、CO_2増加
減呼吸	呼吸の深さが減少（1回換気量減少）。	呼吸筋力低下、胸郭可動障害
多呼吸	呼吸数・深さともに増加。	CO_2貯留、胸水、肺塞栓
小呼吸	呼吸数・深さともに減少。	

過呼吸以外の低酸素をきたす症状の場合は、速やかに酸素投与を行い低酸素血症からの早期回復に努めます。無呼吸発作に対しては刺激やマスク＆バッグ換気で呼吸を促し、分泌物貯留に対しては吸引実施による分泌物除去、呼吸筋可動障害や腹部膨満による換気面積低下の場合には体位を整えるなど、状況に応じた対応を行います。

●呼吸音

聴診器を用いて呼気や吸気の減弱・延長・増強を確認し、呼吸音の正常と異常を判断します。正常な呼吸には気管・気管支から発生する**肺胞呼吸音**（はいほう）が聴取されます。

聴診は前胸部と背部を上方から下方へ左右前後に比較しながら行います。下葉（かよう）は背部に位置するため、背部から聴診します。体位・基礎疾患による側弯（そくわん）状況や心胸郭比（しんきょうかくひ）などによるその子どもの解剖学的な呼吸器状況を加味しながらのアセスメントを行うことが必要です。

呼吸音の中で、異常時に聴かれるものを**副雑音**といい、ドイツ語のラッセルゲイロッシュの略語から「ラ音」と表現することもあります。また、聴診器を使用しなくても呼吸時に聴取される「ヒューヒュー」「ゼーゼー」といった音を喘鳴（ぜんめい）と表すこともあります。上気道狭窄で生じる喘鳴（Stridor）は吸気時に聴取され、下気道狭窄で生じる喘鳴（Wheeze）は呼気時に聴取されます。副雑音の聴取・アセスメントは呼吸状態の把握に重要なものとなります。どのようなときに、どこで、どんな種類の副雑音が聴取されたかを記録できるようにしましょう。

▼肺副雑音（ラ音）の種類と原因例

ラ音	連続性ラ音	Wheeze：笛声音・高音性ラ音（ピーピー）	気道狭窄
		Ronchi：いびき音・低音性ラ音（グーグー）	気道炎症性疾患
	継続性ラ音	Coarse crackle：水疱音（ブツブツ）	気道内分泌物
		Fine crackle：捻髪音（バリバリ）	間質性肺
その他	胸膜摩擦音	（バリバリ・ギュギュ）	胸膜炎、胸水

●努力呼吸

気道確保のために鼻腔を大きく開いたり、呼吸補助筋を使用して呼吸したりすることは、解剖学的な呼吸能力が未熟な小児の代償機能の特徴です。これらの症状に早期に気づき、対応していくことが必要になります。

▼努力呼吸の例

異常姿勢	においを嗅ぐ姿勢（sniffing position）
陥没呼吸	胸壁の鎖骨上部・肋間・胸骨下部の呼吸時の陥没
鼻翼呼吸	吸気時の鼻孔の拡大
シーソー呼吸	吸気時に胸が膨らみ腹部がへこむ

息を吐けないことも苦しいですが、吸えないと酸素を取り込めないためそちらの方が時間的猶予はありません。その子どもの呼吸状態を見極め、介入が必要だと判断した場合は、モニター装着・気道確保と酸素投与などの介入と同時に、速やかに先輩看護師への相談やドクターコールをします。

子どもの状態がまだ観察していてよいと判断できるようであればアセスメントを続けて「息を吸いにくそうだから体位を整える」「狭窄音が聴こえるから吸入を検討する」「分泌物貯留音があるから吸引する」など、状況に応じた看護介入につなげていきます。

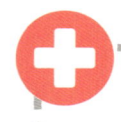

脈拍・心拍・血圧の異常

脈拍（心拍）や血圧の測定は、循環動態の評価と異常の早期発見・対処のために行っています。組織に必要な循環が保たれているのかどうか、異常と緊急性の判断をすることが最も重要です。

身体の組織への血流が減少し、最終的に停止してしまった場合、時間経過と共に組織は障害されます。特に脳血流が途絶えてしまうと、3〜5分程度で不可逆性（元に戻らない）脳障害を生じるといわれています。高度の循環血液量低下を示している場合は、原因が何かに関わらず速やかに循環確保の処置を行わなくてはなりません。同時に原因検索と対処方法を選択していきます。

なぜならば、心拍（脈拍）や血圧などのバイタルサイン異常の背景には様々な原因があり、その原因によって必要とされる対処方法がまったく異なり、それを間違えるとより悪化させてしまう恐れがあるからです。治療方針の指示を出すのは看護師ではありませんが、バイタルサインや全身状態を統合した観察・アセスメントを行うことは看護師の重要な責務になります。

●頻脈・徐脈

年齢ごとの正常値から逸脱しているかどうかを判断します。小児は体重・年齢ごとに正常値が大きく異なるためにそれらの値を正確に覚えることは困難です。すぐに確認できるように正常値の一覧表などを身につけておくことをお勧めします。

小児では覚醒状況や精神状態、体温や呼吸状態など様々な要因で心拍数が激動します。心拍数の異常がみられたときに「多分、熱があるからだ」「泣いているからかな」「寝ているし徐脈だけど大丈夫」と安易に大丈夫との判断をせず、異常の原因となり得る他の要因を除外し、循環動態を維持できているという根拠をもって「大丈夫」とアセスメントする必要があります。根拠をもって「大丈夫」とアセスメントできない場合は、「大丈夫ではないのかもしれない」と考え、応援を呼ぶ・相談するなど含めた何らかの対処をするべきです。

外観からわかる呼吸状態の変化とは異なり、脈拍（心拍）からわかる状態把握は医療者だからこそできることかもしれませんし、見落としてはならないサインです。モニター装着の有無に関わらず、常に正確な測定・観察・アセスメントをしていかなくてはなりません。

●不整脈

心拍（脈拍）の異常において念頭に置いておく必要があることは、**不整脈**の存在です。脈拍の確認で明らかに不整があることもありますし、脈拍や心拍測定では不整がなくても**洞性リズム**（正常な刺激伝導である洞結節からの刺激で始まるもの）ではないこともあります。脈拍（心拍）の異常がある際には、モニター心電図を装着し心電図波形を確認することも重要となります。心電図異常があった場合の緊急度は、血圧低下があるかどうかです。血圧低下をきたしているときは、早期対処が必要となります。

▼サイナスリズム

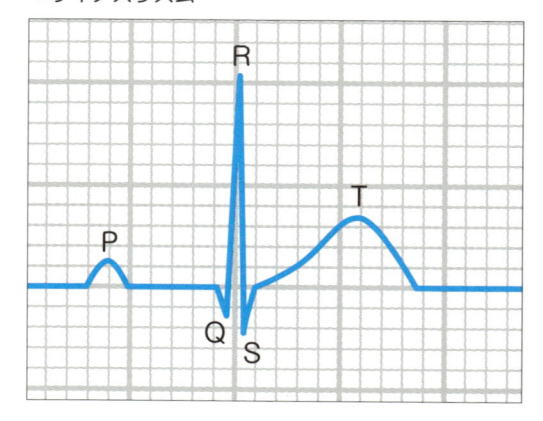

●高血圧・低血圧

小児は血管の弾力性があり高血圧が問題になる（緊急性の高い処置が必要になる）ことはほとんどありませんが、高血圧がネフローゼなどの腎血管障害や脳圧上昇をきたす脳血管障害などのサインであることもあるため、他の症状も併せて観察していく必要があります。

また、もともと低血圧の小児において、それが低血圧であるか否かを判断することは困難ですが、低血圧であればたとえオーバートリアージ（実際の状況よりも事態を重く捉える）となったとしてもショックを念頭に置いて緊急に対応しなければなりません。末梢冷感の有無や尿量なども併せて情報収集し、全身循環血液量の状態をアセスメントします。

●心雑音

心拍を確認するときに、心雑音の有無を聴取することができます。心拍と同時に「ザッザッ」「シュッ、シュッ」というように聴取できるのですが、これらは正常心音を聴き慣れていないと判別できないかもしれません。

先天性心疾患などで心内シャントがある場合や血管狭窄がある場合の他にも、正常心臓でも脱水などで生じることがあるため、可能な範囲で聴取してアセスメントに活かしてもよいと思います。

▼心雑音の分類（Levine）

第Ⅰ度	聴診器を当てて数秒たってからやっと聴こえる程度の微弱な雑音。
第Ⅱ度	聴診器を当てればすぐに聴こえる雑音。
第Ⅲ度	中等度の雑音。明瞭に聴取できる雑音。
第Ⅳ度	Ⅲ度よりも強く聴診器では耳の側で聴取できる。スリルを触知できる。
第Ⅴ度	聴診器を胸壁から離すと聴こえないが聴診器で聴こえる最も大きい雑音。
第Ⅵ度	聴診器を胸壁から離しても聴こえるような強大な雑音。

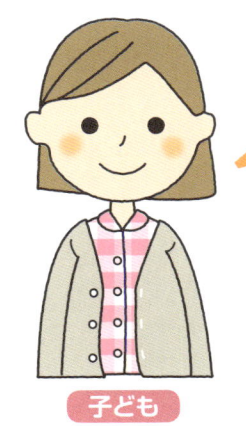

私たちをよく観察してくださる看護師さんがいて安心です。

子ども

心拍数に異常がみられたときには、安易に「大丈夫」と判断しないで、根拠をもったアセスメントが必要です。

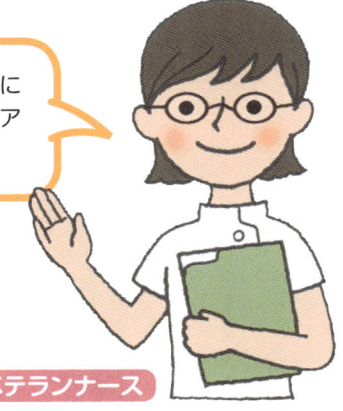

ベテランナース

MEMO

chapter 4

症状からみる小児の疾患

小児期は感染症をはじめ、年齢特有の様々な疾患に罹患します。

そのときに生じる症状を理解することで、

適切なアセスメント・対応につなげていくことができます。

発熱

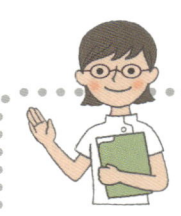

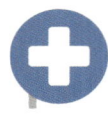

小児期は様々な要因によって容易に発熱します。そのほとんどは軽症で済みますが、重篤な疾患である場合があるため注意が必要です。

発熱とは

発熱とは、病気や環境温などの原因によって体温が平熱の状態よりも高くなった状態のことをいいます。発熱は細菌やウイルスなどの病原体や腫瘍・炎症によって、視床下部にある体温中枢で設定されている**体温の目標（セットポイント）**が高く引き上げられること、身体が体温を上げようとして熱を産生するために起こります。

発熱は代謝速度を促進したり、苦痛を伴うなどの生体へのデメリットもありますが、生体防御反応のひとつであり、体温を高くすることで病原微生物が増えるのを抑えたり、免疫力を高めたりするなど生体への有利な作用もあります。

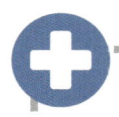

発熱から考えられる疾患

子どもの発熱の原因は、感染症が原因となって起こるものが多く、ウイルス感染によるものが80〜90％といわれています。ほかにも高温など外的環境によるもの、手術・予防接種、自律神経障害、腫瘍などがあります。

子どもの発熱原因

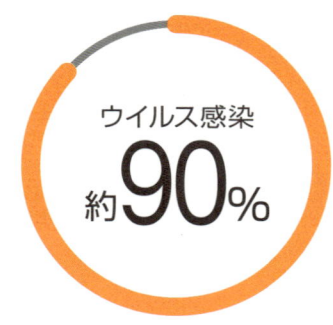

ウイルス感染 約**90**％

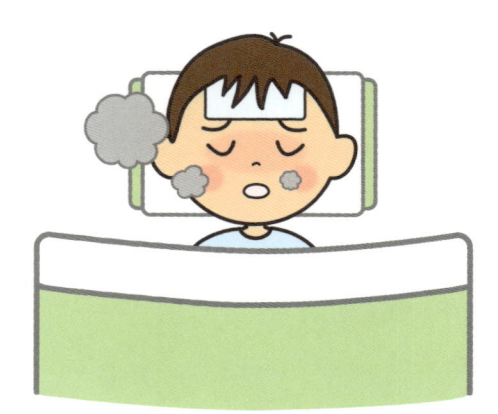

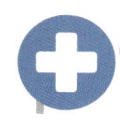

発熱によって生じる症状

　子どもは、代謝が活発であることや体内水分量が多いために発熱による水分の喪失による影響が大きいため、脱水に注意が必要です。また中枢神経系が未熟なため6カ月〜5歳では熱性けいれんを起こすことがあります。

　小児期は様々な要因によって容易に発熱をきたし、そのほとんどは軽症で済みますが、重篤な疾患である場合があるため次の表中の場合には注意を要します。

▼注意が必要な発熱の病歴・症状

- ・3カ月未満の乳児の発熱(sepsis work-up:敗血症が隠れている可能性を考慮して検査すること、が必要)
- ・40℃以上の発熱(髄膜炎、菌血症の可能性)
- ・ぐったりしている、泣き声が弱い、不機嫌　・甲高い泣き声
- ・刺激に対する反応が弱い　・けいれん　・意識レベル低下
- ・末梢冷感・網状チアノーゼを伴う　・脱水症状を伴う
- ・多呼吸、努力呼吸、伸吟、チアノーゼ　・4〜5日続く発熱

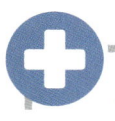

発熱時の観察項目と対応

　全身状態、熱型と随伴症状をみていきます。体温管理、脱水予防、代謝亢進により体力を消耗するため安静や休息の支援を行います。また、伝染性疾患(水痘、麻疹、風疹、流行性耳下腺炎など)の可能性もあるため、その場合には他の患者さんとの接触を避けるよう配慮することも必要です。

　小児における解熱薬の使用については次表のようになっています。けいれんの既往がある場合には抗けいれん薬(ジアゼパム:ダイアップ®坐剤)と同時には使用できないため、先に抗けいれん薬を使用し30分開けてから解熱剤を使用します。

▼小児における解熱剤

- ・基本はアセトアミノフェンを使用(アスピリンは禁止)
- ・通常は40℃以上または苦痛が強いときに使用。
- ・基礎疾患(心疾患・呼吸器疾患・中枢神経系疾患)の場合は、38.5℃以下でも使用することがある。

　その他、市販の冷却用ジェルシートは便利ですが、剥がれたシートによって口や鼻を閉塞することがあるため、乳幼児に使用するときには注意が必要です。

▼発熱時の主な観察項目

> バイタルサイン（体温、熱型、心拍、呼吸、血圧）、随伴症状（不機嫌、熱感、倦怠感、発汗、悪心・嘔吐、下痢、発疹）、脱水徴候の有無と程度、水分・食事摂取状況、尿量・尿性状、意識レベル、日常生活への影響の程度（睡眠状況、活動など）、表情・行動・機嫌・活気、検査データなど

▼発熱に対する看護ケアのポイント*

環境を整える	・室温や湿度を調節する ・厚着しすぎないように適切に衣服を選ぶ
保温とクーリング	・四肢の冷感や悪寒があるときは、保温に努める ・発熱による不快感の軽減のためクーリングを行う ・冷却は、頸部・腋窩部・鼠径部など主要な動脈が通る部位を冷却する
清潔の保持	・発汗があるときはこまめに衣服を着替える ・入浴は38℃前後の熱すぎない温度で行い、入浴後は水分をよくふき取る
水分・栄養	・経口摂取が困難なときは輸液療法を行う
安静	・十分な休息、睡眠をとれるように工夫する
感染を防ぐ	・感染症が疑われるときは、他の患者との接触を防ぐ

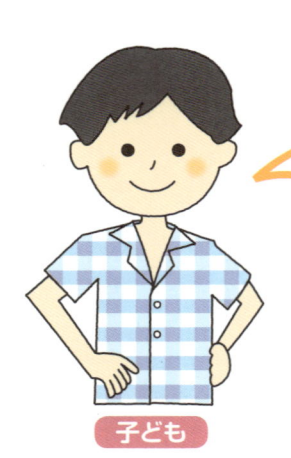

からだの熱が高いと心配だから看護師さんに知らせないとね。

子ども

発熱時は体力を消耗するため、安静や休息などの支援が必要です。

ベテランナース

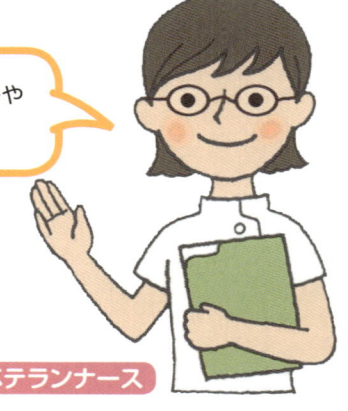

*出典：筒井真優美編、江本リナ他著、小児看護学 子どもと家族の示す行動への判断とケア第8版、日総研、p258を基に作成。

咳（咳嗽）

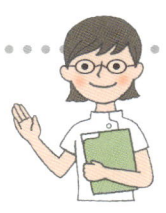

咳（咳嗽）は感染を伴っていることが多く、発熱や呼吸困難、チアノーゼなどを起こしている場合があります。呼吸状態の把握と対処、咳の原因のアセスメントが必要です。

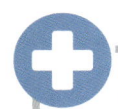

咳（咳嗽）とは

咳（咳嗽）は、気道内の分泌物、浸出液、異物などを排除するための気道における防御反射のひとつであり、延髄の咳中枢への刺激によって起こるものです。気道の中に入った異物や溜まった分泌物を出そうとして起こる反射運動で気道を浄化します。

咳嗽には、痰を伴う湿性咳嗽と伴わない乾性咳嗽があります。痰は気道から滲出してくる分泌物のことをいい、気道粘膜を覆う粘液が細菌やウイルスなどの病原体やほこりなどの異物をからめとったもののことです。痰は、体内から外に向かって異物を追い出そうとする気道粘膜の繊毛運動と咳嗽反射によって身体の外に排出されます。気道に炎症があると痰が増え、粘り気が強くなります。

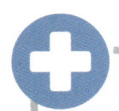

咳（咳嗽）から考えられる疾患

咳嗽は、その特徴によって分類することができます。原因となる疾患を考慮し、適切なケアにつなげるために、このような咳の特徴をとらえることは重要です。

▼咳嗽を来す疾患＊

乾性咳嗽	急性咽頭炎、副鼻腔炎、胸膜炎、膿胸、縦隔腫瘍、気管・気管支異物、心因性咳嗽など。
湿性咳嗽	気管支炎、細気管支炎、肺炎、気管支拡張症、気管支喘息など。
反復性咳嗽	気管支喘息、後鼻漏、誤嚥、反復性気道感染症、特発性ヘモジデローシスなど。
持続性咳嗽	気道感染後の過敏状態、胃食道逆流症、副鼻腔気管支、マイコプラズマ肺炎、百日咳など。
けいれん性咳嗽	百日咳、細気管支炎など。
犬吠様咳嗽	急性喉頭炎、クループなど。

＊出典：森川昭廣、内山聖、原寿郎、標準小児科学（STANDARD TEXTBOOK）第8版、医学書院を基に作成。

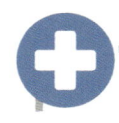

咳（咳嗽）によって生じる症状

咳嗽によって起こる症状には、疲労、睡眠障害、胸腹部筋肉痛、頭痛、血圧上昇、呼吸困難感、嗄声*、悪心・嘔吐、食欲不振などがあります。咳嗽1回で2kcalのエネルギーを消費するといわれており、咳嗽が続くことは大きな体力消耗につながります。

また、咳嗽時には一過性に胸腔内圧が100〜150cmH₂Oにまで上昇し、非常に強い圧がかかるために血圧が上昇したり頭痛を生じたりします。子どもでは胃の形態が未発達なために咳の負荷によって胃内容物が逆流しやすく、咳嗽に伴って嘔吐してしまうことがあります。

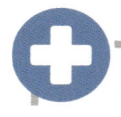

咳（咳嗽）時の観察項目と対応

咳嗽がみられるときは、まず咳の種類を確認しましょう。痰を伴う湿性咳嗽なのか、乾性咳嗽なのか、湿性咳嗽なら痰の性状や量を観察します。サラサラした水様だったり、膿性でドロドロしていたり、性状によって原因となる疾患やケア方法が異なります。

咳が何を刺激しておこるのか、いつどんなときに・どのくらい続くのかを、観察と問診を合わせて確認します。問診では、アレルギーの可能性も考えてペットの飼育の有無や住環境などの情報も得ることが必要です。

▼痰の性状と考えられる疾患

粘液性痰	透明〜白色	気管支粘膜腺の過形成によって起こる。	気管支喘息、感染を伴わない慢性気管支炎など。
膿性痰	白黄〜淡黄、緑色	細菌感染によって起こる。	肺炎、気管支炎など。
漿液性痰	透明〜白色	気管支や肺毛細血管の透過性亢進。	
血性痰	暗赤色、茶色、血液混入	気道損傷、肺や気道にある病変によって血液が混ざる。	
泡沫状痰	ピンク色の泡状	血液が泡状に混ざる。	肺水腫、肺うっ血など。

咳への対応では、咳嗽の誘因を取り除き、必要に応じて咳を鎮めて苦痛を和らげることが大切です。吸入や加湿、体位ドレナージや呼吸理学療法によって痰の排出を促し、気道クリアランスを維持・改善するように努めます。

咳嗽はそれ自体が体力を消耗するうえに、咳嗽によって夜間持続的に眠れない場合も多くあるため、休息が十分にとれるように配慮することも重要です。

咳嗽を生じるときには何らかの感染を伴うことが多いため、発熱の有無とその随伴症状の観察が必要です。また、痰によって気道が狭くなり呼吸困難やチアノーゼを起こしている場合がありますので、呼吸音の観察や呼吸パターンなどの観察によって呼吸状態を把握し、それらへの対応を行っていきます。

---

*嗄声　しわがれ声のこと。

呼吸困難

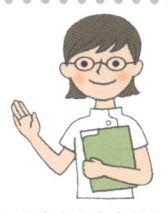

小児は、生理的・形態的に呼吸困難を生じやすく、あらゆることが原因で呼吸困難を生じます。呼吸状態の観察・アセスメントによって原因を把握し、呼吸に影響を及ぼしている要因を除去することで呼吸が改善されるように支援します。

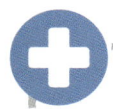

呼吸困難とは

呼吸困難は「呼吸が苦しい」という自覚症状のことであり呼吸困難感として表現されます。**呼吸**は、口や鼻から空気を体内に取り込み、肺胞内でガス交換（酸素を血液中に取り込んで二酸化炭素を吐き出す）を行い、体外に吐き出す一連の過程のことをいいます。この過程のどこかが障害されることで酸素が取り込まれにくくなり呼吸困難感を生じます。

小児は肺自体の発育が未熟であることや、鼻腔・気管・気道の内径が狭いこと、舌が大きいこと、胸郭の拡張が効果的に行えないこと、呼吸中枢が抑制されやすいなど、生理的・形態的に呼吸困難を生じやすい特徴があります。また、小児の呼吸困難は、気道や肺などの疾患のみでなく、循環器系の異常、中枢神経系の異常などによっても起こることがあります。

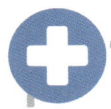

呼吸困難から考えられる疾患

小児の呼吸困難の原因は、次表のように分類されます。新生児期・乳幼児期・思春期などの年齢ごとに罹患する原因疾患が異なることも特徴です。

▼呼吸困難を来す疾患

気道の感染	肺炎、胸膜炎	異物	気道異物、食道異物
先天的な器質的機能的障害によるもの	上気道閉塞、下気道狭窄	神経筋疾患	脳出血、脳炎・脳症、ギランバレー症候群、筋炎
アレルギー疾患	喘息	代謝性疾患	代謝性アルカローシス、アシドーシス
循環器疾患	うっ血性心不全、肺水腫	心因性	過換気症候群、ヒステリー
腫瘍	上気道、下気道、肺実質、甲状腺、縦隔	その他	気胸、胸水

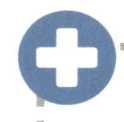

呼吸困難によって生じる症状

子どもが呼吸困難を生じているときに見られる症状は、多呼吸、陥没呼吸、呻吟＊、チアノーゼなどがあります。呼吸困難には吸気性呼吸困難と呼気性呼吸困難があり、一般に吸気性では胸郭外の気道での障害で起こり、呼気性ではそれ以下の気道障害で起こります。また、呼吸困難によって頻脈や血圧上昇、発汗、四肢冷感、経口摂取不良や嘔気嘔吐、嚥下困難などを生じることがあります。

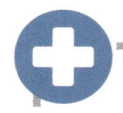

呼吸困難時の観察項目と対応

呼吸困難時は、呼吸状態、咳嗽の状態、痰の有無と性状、呼吸困難に伴う症状の観察などを行います。呼吸状態を把握すること、呼吸に影響を及ぼしている要因を把握してそれらを除去して呼吸が改善されるように支援することを目標にします。

呼吸困難が吸気と呼気のどちらで起きているのかは原因や対応を知るうえで重要なポイントになります。ガス交換のモニタリングとして血液ガス分析・パルスオキシメーターによる酸素飽和度（SpO_2値）の測定と共に、胸郭の動きや呼吸音、呼吸困難が一過性か持続性か、体位による変化はあるかなどもみていきます。

▼呼吸困難に対するケアのポイント

体位の工夫	・胸郭が十分に拡張でき患児が楽に呼吸できる体位を工夫する。 ・機能している肺は上部になるような側臥位をとる。
排痰を促す	・体位ドレナージ、呼吸理学療法を行う。 ・医師の指示に従って気管支拡張薬、去痰薬を用いた吸入を行う。 ・気道にある分泌物除去のために吸引を行う。
酸素投与	・酸素マスク、酸素カニューレなどを用いて十分な酸素を与える。
水分・栄養	・経口で少量ずつ頻回に与える。 ・経口摂取が困難なときは輸液療法を行う。
心理的援助	・安心感が得られるように誰かが側にいるようにする。
その他	・胸郭が十分に動くように身体を締め付けない衣服などを用いる。 ・十分な休息や睡眠がとれるように環境などを整える。

＊**呻吟**　苦しんで、うめくこと。

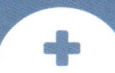

喘息発作

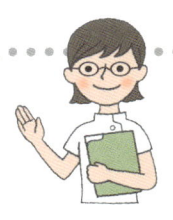
喘息発作時には、まず急性期症状である呼吸困難、低酸素血症への対応を行います。その後、日常生活の指導とセルフケアの継続・自立に向けた支援を行っていくことが大切です。

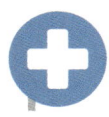

喘息発作とは

喘息発作（ぜんそく）は、喘鳴と呼吸困難が起こる発作のことをいいます。炎症がある気道に原因となる刺激が加わることで気道が過敏に反応し、気道平滑筋が収縮することで気道が狭くなったり、痰などの分泌物が増えることで空気の流れが妨げられたりすることで呼吸をすることが苦しくなる状態です。

▼急性憎悪（発作）治療のための発作強度判定 *

			小発作	中発作	大発作	呼吸不全
主要所見	症状	興奮状況	平静		興奮	錯乱
		意識	晴明		やや低下	低下
		会話	文で話す	句で区切る	一語区切り〜不能	不能
		起坐呼吸	横になれる	座位を好む	前かがみになる	
	身体所見	喘鳴	軽度		著明	減少または消失
		陥没呼吸	なし〜軽度		著明	
		チアノーゼ	なし		あり	
	SqO₂（室内気）*1		≧96%	92〜95%	≦91%	
参考所見	身体所見	呼気延長	呼吸時間が吸気の2倍未満		呼吸時間が吸気の2倍以上	
		呼吸数*2	正常〜軽度増加		増加	不定
	PEF	（吸入前）	>60%	30〜60%	<30%	測定不能
		（吸入後）	>80%	50〜80%	<50%	測定不能
	PaCO₂		<41mmHg		41〜60mmHg	>60mmHg

主要所見のうち最も重度のもので発作強度を判定する。
＊1：SqO₂の判定にあたっては、肺炎など他にSqO₂低下を来す疾患の合併に注意する。
＊2：年齢別標準呼吸数（回／分）
　　　0〜1歳：30〜60　1〜3歳：20〜40　3〜6歳：20〜30
　　　6〜15歳：15〜30　15歳〜：10〜30

＊出典：日本小児アレルギー学会他著、小児気管支喘息治療・管理ガイドライン2017、協和企画。

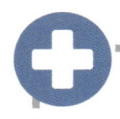

喘息発作から考えられる疾患

気管支喘息による喘息発作には誘因（刺激になり発作を引き起こすもの）があり、アレルゲン（ダニ、ホコリ、カビ、花粉、ペットなど）と、アレルゲン以外（タバコの煙、風邪など感染症、天気、汚れた空気、運動、解熱剤・鎮痛剤など）があります。喘息発作を起こしたときには、症状の観察と現病歴の丁寧な聴取によって発作の治療と合わせて誘因から離すことが大切になります。

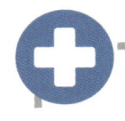

喘息発作によって生じる症状

喘息発作では、吸気よりも呼気のほうが苦しく、呼気時にゼーゼー、ヒューヒューという呼吸の音（喘鳴（ぜんめい））や、激しい咳き込みが起こります。発作は台風時期など気圧の変化が起こりやすい時期や、気圧と覚醒状況の変化が大きい夜間から早朝にかけて起こりやすいといわれています。発作時には痰、息苦しさ、胸の痛み、のどの違和感を生じることもあります。

▼乳幼児の強い喘息発作のサイン*

1	咳嗽が激しい（嘔吐することがある）	8	寝ない（または眠れない）
2	喘鳴が顕著（時に減弱）	9	チアノーゼ
3	胸骨上窩（じょうか）、鎖骨上窩肋骨の陥没	10	呻吟
4	頻呼吸	11	頻脈
5	鼻翼（びよく）呼吸	12	機嫌が悪い
6	シーソー呼吸	13	泣き叫ぶ（興奮）
7	抱かれているほうが楽（起座呼吸）	14	意識レベルの低下

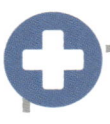

喘息発作時の観察項目と対応

喘息発作時にはまず呼吸困難、低酸素血症への対応を行い、その上で脱水の予防、睡眠障害や疲労への援助、不安やストレスの軽減、日常生活の指導とセルフケアの継続・自立に向けた支援をしていきます。観察項目では、発作の程度や呼吸状態と合わせて脱水にも注意が必要です。その理由は、呼吸困難によって水分摂取や食事摂取ができないこと、発熱や多呼吸・咳嗽によって不感蒸泄（じょうせつ）が増加していること、咳によって嘔吐が誘発される場合があることなどから脱水や電解質異常が生じやすくなるためです。また、発作時の呼吸困難は死への不安・恐怖が大きくそのストレスがさらに発作を助長します。発作時は子どもに寄り添い、落ち着いた言動や態度で対応しましょう。

*出典：日本小児アレルギー学会他著、小児気管支喘息治療・管理ガイドライン2017、協和企画。

下痢

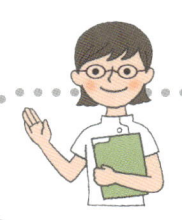

子どもの下痢では脱水の徴候を見逃さないことが大切です。全身状態と合わせて観察・アセスメントしていくことが必要です。

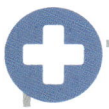

下痢とは

下痢は、排便障害の症状のひとつであり、何らかの原因によって腸での水分の吸収と分泌のバランスが崩れて、軟便や水様便などの水分の多い便が排泄される状態のことをいいます。下痢には感染性の下痢と非感染性の下痢があり、また急に発症する急性下痢症と症状が1カ月以上続く慢性下痢症に分類されます。機序による分類としては、分泌性下痢、浸透圧性下痢、滲出性下痢、腸管運動異常性下痢があります。

子どもは、体重における体液の割合が多いため、水分の喪失による影響を受けやすく、脱水を起こしやすいため注意が必要です。

▼機序による下痢の分類

浸透圧性下痢	腸管内の浸透圧が上昇することで、水分・電解質などの吸収が十分に行えなくなって起こる。乳糖不耐症、下剤など。
分泌性下痢	腸粘膜から水や電解質が過剰に分泌されて起こる。細菌やウイルスなど原因となる毒素を排出しようとするために起こる。食中毒、コレラ菌、ウイルス感染など。食物性アレルギーでも起こる。
滲出性下痢	腸管粘膜の炎症による滲出物が起こすもの。炎症性腸疾患（クローン病、潰瘍性大腸炎など）
腸管運動亢進性下痢	腸管運動が異常に活発になって起こる。水分が十分に吸収されないまま腸を通過して体外へ排泄される。

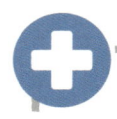

下痢から考えられる疾患

　主な下痢の分類と疾患を次表に示します。下痢の便中に血液が混じる血便を伴う場合があります。赤い鮮血の混ざる血便は肛門付近で何らかの出血があることを示しており、下痢時の血便の多くはこれになります。

　胃や十二指腸など肛門から遠い部位で出血がある場合はタール便と呼ばれる黒っぽい便が排泄されます。血便がある下痢の場合は細菌性の下痢の場合が多いですが腸重積緊急手術が必要になることもあるため注意が必要です。

▼急性下痢症と慢性下痢症

急性下痢症	細菌感染（サルモネラ、カンピロバクター、病原性大腸菌、クロストリジウムなど） ウイルス感染（ノロウイルス、ロタウイルス、アデノウイルスなど） 原生動物感染（赤痢アメーバなど）、薬剤性の下痢〜下剤、抗生物質、抗がん剤など
慢性下痢症	過敏性腸症候群、炎症性腸疾患（潰瘍性大腸炎、クローン病） 生活習慣による下痢（下剤の乱用、アルコール、肉類・脂肪分の過食など） 腸管外帰室的疾患による下痢（甲状腺機能亢進症、糖尿病アミロイドーシスなど）

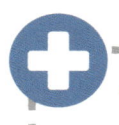

下痢によって生じる症状

　脱水、体重減少、発熱や吐き気、腹痛などの症状を伴います。子どもの下痢では特に脱水の徴候を見落とさないことが大切です。下痢による肛門周囲のただれにも注意しましょう。

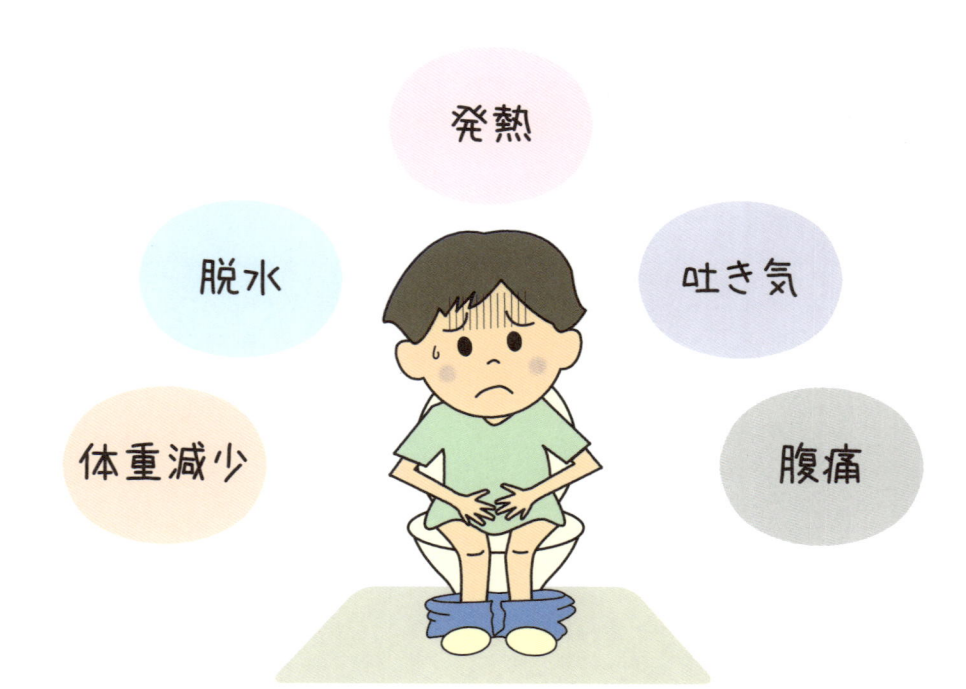

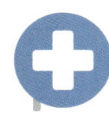

下痢時の観察項目と対応

　輸液・内服治療、安静、下痢とそれに伴う症状による苦痛の軽減、脱水の予防を行っていきます。内服治療として止痢剤や整腸剤を使用する場合がありますが、感染性の下痢の場合は原因となる菌やウイルスの排泄を妨げてしまうため、止痢剤は使用できません。

▼下痢時の主な観察項目

> 排便回数、便性状 (量、不消化物の有無、粘液や血液の混入の有無、色、におい)
> 腸蠕動音、腹部膨満、腹痛の有無、発熱、嘔吐、尿量・尿回数
> 食事や経口摂取状況 (経口水分・ミルクや母乳の哺乳状況)、活気、機嫌 (脱力感・倦怠感の程度)
> 脱水の徴候 (バイタルサイン、ツルゴール低下、皮膚粘膜の乾燥、眼科陥没など) 血液データ
> 肛門周囲の皮膚状態

▼下痢時の看護ケアのポイント

水分・栄養	・水分補給、輸液・内服管理 ・排便状態や食事摂取状況・食欲に応じた食事形態の工夫、消化の良いものの摂取を促す (温かい飲み物、好きな食べ物を食べられるだけ、など)
感染予防	・排泄時やオムツ交換時の感染予防、手指衛生の徹底 (スタンダードプリコーション) ・肛門周囲の清潔保持
皮膚保護	・臀部の発赤・びらんなどのスキントラブルの予防と保護 (清潔の保持、こまめなおむつ交換、軟膏などによる保護など)
その他	・腹痛を伴う場合は腹部の保温など ・十分な休息、睡眠がとれるような環境などへの配慮

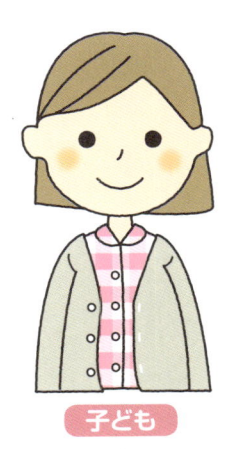

お腹が痛くなるのは、どうしてでしょう。

子ども

子どもの下痢では、脱水の徴候を見落とさないのが大切です。

新人ナース

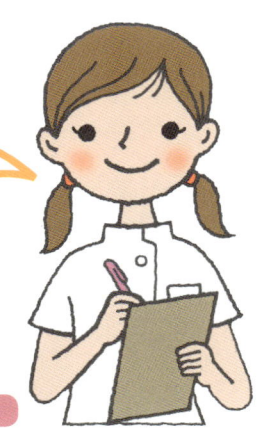

嘔吐

嘔吐（おうと）は、苦痛が大きい症状のひとつです。不快感による不機嫌もありますが、症状の進行によって意識障害を起こす場合もあり、全身状態と合わせた観察・アセスメントが必要です。

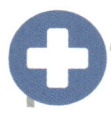

嘔吐とは

嘔吐とは、胃や小腸上部の内容物が逆流して口から外に吐き出されることです。何らかの原因によって延髄にある嘔吐中枢が刺激されることで胃の出口（幽門部〈ゆうもんぶ〉）が閉鎖され、胃の入り口（噴門部〈ふんもんぶ〉）が開いて胃の逆流運動が起こり、同時に横隔膜（おうかくまく）や腹筋が収縮して胃を圧迫することで胃の内容物が食道・口から逆流して外に吐き出されることをいいます。

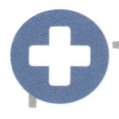

嘔吐から考えられる疾患

嘔吐の主な原因となる疾患は以下です。嘔吐は中枢性嘔吐と反射性嘔吐に分類されます。**中枢性嘔吐**は嘔吐中枢への直接的な刺激によって起こり、**反射性嘔吐**は末梢性嘔吐ともいい、舌咽神経（ぜついん）や迷走神経などの求心性神経路を介して嘔吐中枢が刺激されて起こります。

▼嘔吐の主な原因 *

年齢	主な疾患
急性の嘔吐	
新生児期	初期嘔吐、敗血症、髄膜炎、先天性消化管閉鎖、頭蓋内出血、先天代謝異常症、総胆管拡張症
乳幼児期	感染性胃腸炎、中耳炎、腸重積、髄膜炎脳炎、脳症、肝炎、アセトン血性嘔吐症、尿路感染症、総胆管拡張症、腸閉塞（腸回転異常症、メッケル憩室〈けいしつ〉、内ヘルニアなどによる）
学童期	感染性胃腸炎、急性虫垂炎、肝炎、血管性紫斑病（しはん）、急性胃炎、胆石症、糖尿病性ケトアシドーシス、膵炎、胃十二指腸潰瘍
慢性反復性の嘔吐	
乳幼児期	拙劣な授乳、胃食道逆流、肥厚性幽門狭窄症（ひこうせい）、先天代謝異常症、脳腫瘍
学童期	胃十二指腸潰瘍、アセトン血性嘔吐症、クローン病、上腸間膜動脈症候群、神経性食思不振症

*出典：森川昭廣、内山聖、原寿郎著、標準小児科学（STANDARD TEXTBOOK）第8版、医学書院。

▼嘔吐の分類

中枢性嘔吐	脳出血や脳腫瘍による頭蓋内圧亢進、膜炎やクモ膜下出血による髄膜刺激、尿毒症や糖尿病などによるもの、薬物、心理的な刺激（緊張、不安、不快な臭い、音など）
反射性嘔吐	逆流性食道炎、急性腸炎、胃十二指腸潰瘍、急性虫垂炎、食中毒、胆のう炎、胆石など

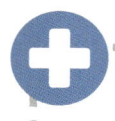

嘔吐によって生じる症状

　嘔吐の随伴症状には、腹痛や下痢、便秘、頭痛、めまい、胸痛、意識混濁などがあります。特に電解質異常症状、脱水症状（口渇感、皮膚の乾燥、尿量の減少、体重減少など）には注意が必要です。嘔吐によって胃内容物が体外に吐き出されることで胃液や十二指腸液に含まれる電解質（カリウム、ナトリウム、塩素など）と水分が排出し、これらが進行すると意識障害を起こす可能性があります。

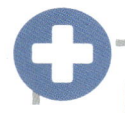

嘔吐時の観察項目と対応

　嘔吐時は発症の経過と症状の変化を確認して原因の特定や全身状態の把握を行います。保護者などから経過を聞き取って情報を得たうえで、随伴症状の有無と程度を見ていきます。

▼嘔吐時の主な観察項目

嘔吐の頻度、吐物の量・性状（食物残渣、血液や胆汁の混入の有無）、随伴症状の有無（腹痛、腹部膨満、下痢、便秘など）、経口摂取の状況（食事量、内容など）、食欲、水分摂取量、脱水徴候の有無（バイタルサインズ、口渇、皮膚粘膜の乾燥、尿量・性状など）、表情、活気、機嫌、意識状態、血液データ、体重の推移

▼嘔吐時の看護ケアのポイント

体位の工夫	・嘔吐があるときは上体を高くし、顔を横に向けて誤嚥を防止する。 ・膝を曲げて側臥位にするなど、子どもが楽な体位とる。
水分・栄養	・水分摂取を促す。 　スプーン1杯を5分おきにあげるなど、少量ずつ頻回に飲ませる。 　再嘔吐を防ぐため、吐いたあとは30分あけてから与える。 　ナトリウムなどを含む経口補水液などを利用する。 ・水分摂取でも嘔吐する場合は禁食として輸液療法とする。 ・食事を工夫し刺激が少なく消化の良いものを少量ずつ分割して食べさせる。
清潔	・うがいや歯磨きをして口腔内を清潔に保つ。汚れた寝衣などは適宜交換する。
その他	・十分な休息や睡眠がとれるように環境などに配慮する。

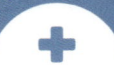

腹痛

腹痛の中には、治療が遅れると生命にかかわる緊急性の高い疾患があるため注意が必要です。子どもは自覚症状をうまく表現できないため、注意深い観察とアセスメントにより見逃さないことが重要です。

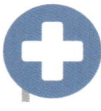

腹痛とは

腹痛は、腹部に生じる痛みのことです。腹痛の原因は幅広く症状も多様であるあらゆる臓器の変化で起こり、その機序から体性痛、内臓痛、関連痛に分類されます。

▼腹痛の種類と特徴

体性痛	臓器の炎症や外傷による腹部臓器の損傷による刺激が直接痛覚神経を刺激し、その刺激が脊髄神経から大脳に達することで生まれる痛み。持続的。例）急性膵炎、腹膜炎など。
内臓痛	何らかの原因による自律神経への刺激が、自律神経路を通って大脳に伝達されて起こる痛み。発作的な疼痛、疝痛で間欠的に起こる。例）尿路感染、胆石、イレウスなど。
関連痛	痛みの神経支配の関係により病巣とは離れた部位に発現する痛み。　例）胆石症の右肩痛、肺炎の上腹部痛、心筋梗塞時の左上腕・頸部痛など。

お腹が痛いけど、うまく看護師さんに伝えられない。

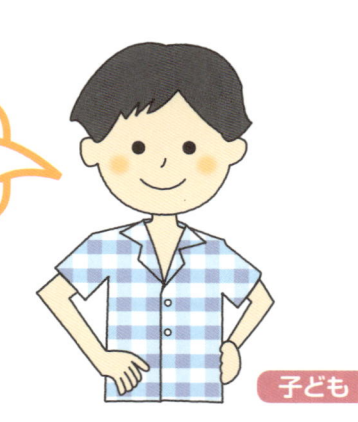

子ども

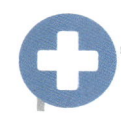

腹痛から考えられる疾患

腹痛から考えられる疾患は、痛みの部位や種類、伴う症状によって違います。原因によっては様子を見ているだけで自然に治る場合もありますが、腹痛の中には治療が遅れると生命にかかわる緊急性の高い疾患もあるため注意が必要です。

全身状態が不良な場合や、激痛、腹膜刺激症状（筋性防御や反跳痛）がある場合や、嘔吐（特に胆汁性、血性）を伴う場合は緊急性が高いと判断して速やかに医師へ報告しましょう。

▼腹痛の主な原因＊

急性腹痛	乳幼児期	腸重積、感染性胃腸炎、鼡径ヘルニア、周期性嘔吐症、尿路感染症 腸閉塞（腸回転異常症、メッケル憩室、内ヘルニアなどによる）
	学童期	かぜ症候群、感染性胃腸炎、急性虫垂炎、血管性紫斑病 アセトン血性嘔吐症、尿路感染症、膵炎、総胆管拡張症
	思春期	生理痛、妊娠、子宮・精巣捻転
慢性腹痛	乳幼児期	便秘、反復性腹痛症
	学童期	便秘、過敏性腸症候群、胃十二指腸潰瘍、クローン病

また、子どもでは心窩部痛など腹部以外の痛みを「腹痛」と表現することがあります。心筋症、虐待などによる外傷など、腹部臓器以外に原因がある場合も注意が必要です。

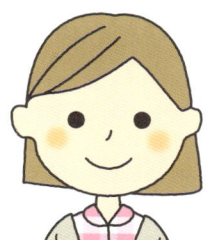

お腹以外の痛みでも、お腹が痛いと感じちゃう。

子ども

緊急性が高いと判断した場合は、速やかに医師へ報告しましょう。

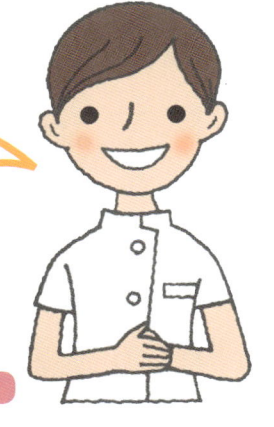

先輩ナース

＊出典：森川昭廣、内山聖、原寿郎著、標準小児科学（STANDARD TEXTBOOK）第8版、医学書院。

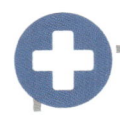

腹痛時の観察項目と対応

　子どもでは、痛みの場所や種類（どんな痛みなのか、鈍痛、疝痛、間欠痛など）など自覚症状をうまく表現できないことが多くあります。子どもの様子に対する注意深い観察と、側で痛みの様子を見ている保護者からの情報とを合わせて判断していきます。

　原因のわからない激しい啼泣、不機嫌ながらも遊ぶことができるなどの子どもの様子から痛みの程度を判断できる場合があります。子どもに腹痛があるときは、その症状緩和に努めると共に原因除去のための診療介助を行います。

▼腹痛時の主な観察項目

> バイタルサイン（体温、脈拍、呼吸、血圧、意識状態）、発熱、呼吸困難の有無
> いつ発症したか、痛みの種類・部位・程度、痛みのパターン、姿勢による痛みの変化
> 腹部症状（腹部膨満、下痢、便秘の有無、腸蠕動音、打診音）、
> 腹膜刺激症状：筋性防御、反跳痛（Blumberg徴候）、圧痛
> 便性状（血液、胆汁混入の有無）、食欲不振、哺乳不良、活気、機嫌、
> 血液データ、レントゲン、CT、超音波検査

▼腹痛時の看護ケアのポイント

体位の工夫	・体位の工夫（セミファーラー位や側臥位など子どもが楽な姿勢）
苦痛の軽減	・腹部の保温など苦痛の軽減（温罨法＊、マッサージなど） ・薬剤の管理、服薬の援助
水分・栄養	・食事摂取状況・食欲に応じた食事形態の工夫
その他	・病室の環境調整（温度、湿度、明るさなど） ・痛みによって困難となっている日常生活援助を行う

> 子どもの腹痛では、症状の緩和と共に原因の除去のための介助が大切です。

ベテランナース

＊**温罨法**　蒸しタオルなどで患部を温める治療法。

腹部膨満

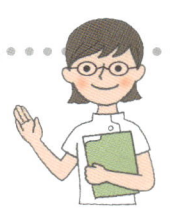

子どもは腹部膨満によって呼吸困難を生じやすい。また重篤な疾患が原因となっている場合もあるため、全身状態と合わせて観察・アセスメントを行うことが大切です。

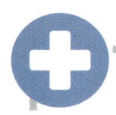

腹部膨満とは

腹部膨満とは腹部が膨隆することであり、腹腔内の内容物が貯留・増大して外観的にお腹が大きくなった状態です。お腹が張ったり、圧迫されて苦しく感じたりする腹部膨満感として表現されます。主な原因には、腸管内に空気・ガスがたまって起こる鼓腸、腹腔内に水がたまる腹水、腹部臓器の腫大・腫瘤、腹壁への脂肪沈着などです。

腹部膨満の程度について明確な定義はなく、また乳幼児では正常時でも腹部は軽度に突出しており腹部膨満の判断は難しい場合があります。腹部の硬さや腸雑音の種類などの所見と合わせて判断します。

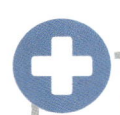

腹部膨満から考えられる疾患

腹部膨満の原因となる疾患や病態は以下のようになります。

▼腹部膨満の原因 *

種類	原因
鼓腸	・多量の空気の嚥下（空気嚥下症、胃軸捻転、呼吸困難など） ・消化管内の発酵亢進 ・消化管内のガスの吸収不全 ・消化管の閉塞および運動障害（ヒルシュスプリング病など） ・腸管壁の循環障害（心不全、麻痺性イレウスなど） ・その他の便秘
腹水	・腹膜炎などの炎症 ・腫瘍による滲出 ・体液の漏出（ネフローゼなど低蛋白血症、肝硬変など門脈圧亢進）
腹部臓器の腫大・腫瘤	・ウィルムス腫瘍、卵巣腫瘍、大網・腸間膜嚢腫など ・肝腫大、脾腫大など ・便塊の貯留、膀胱内への尿の貯留　など
腹壁の脂肪沈着	・プレドニン大量療法の副作用による肥満など

＊出典：桑野タイ子、本間昭子著、新看護観察のキーポイントシリーズ 小児Ⅱ、中央法規出版。

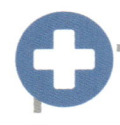

腹部膨満によって生じる症状

腹部膨満の随伴症状として、腹部膨満感、下痢・便秘、腹痛、悪心嘔吐（おしんおうと）、呼吸困難、食欲不振、心窩部の不快感などがあります。子どもでは、腸が膨張することによって横隔膜が挙上すると十分な呼吸ができなくなり呼吸困難を生じやすいため、観察してアセスメントすることが大切です。

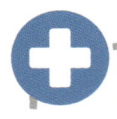

腹部膨満時の観察項目と対応

子どもに腹部膨満を認めたときには、全身状態、腹部状態（腹部膨満の程度、硬さ、腹痛の有無など）、嘔気嘔吐の有無、排便や排ガスの状況、浮腫、体重の変化、水分出納などを観察します。乳幼児では哺乳時や啼泣時に空気を飲み込むことで腹部膨満を呈することがあるため、空気嚥下の有無と程度も確認します。

また、年少児は不快感や苦痛を言葉で表現できない場合があるため、活気や機嫌の観察によって状態の把握を行います。対応としては、原因疾患の治療と並行して、腹部膨満感による苦痛の軽減として安静や体位の工夫、食事・哺乳の援助、排ガスを促進する援助などを行います。

腹部膨満は、腹膜炎や腸重積など早急に対応が必要な場合の随伴症状のひとつとして生じている場合があります。全身状態が不良な場合や、激痛、腹膜刺激症状（筋性防御や反跳痛（はんちょうつう））がある場合、嘔吐（特に胆汁性、血性）、血便などを伴う場合は緊急性が高いと判断して速やかに医師へ報告しましょう。

▼腹部膨満時の主な観察項目

- ・バイタルサイン（体温、脈拍、呼吸、血圧、意識状態）、呼吸困難の有無
- ・腹部状態（腹部膨満の程度、硬さ、腸蠕動音（ちょうぜんどう）、皮膚、怒張の有無）、腹痛の有無と部位
- ・嘔気嘔吐の有無と吐物の性状　・排便や排ガスの状況、便性状や量
- ・哺乳時や啼泣時の空気嚥下（えんか）の有無と程度　・食欲不振、哺乳不良　・活気、機嫌
- ・浮腫、体重、水分出納　・血液データ、レントゲン所見

▼腹部膨満時の看護ケアのポイント

苦痛の軽減	・腹部の保温など苦痛の軽減 ・体位の工夫（セミファーラー位や側臥位など子どもが楽な姿勢）
水分・栄養	・排便状態や食事摂取状況・食欲に応じた食事形態の工夫 ・哺乳時などの呑気のときは哺乳方法の工夫、乳首の変更、摂取方法の検討など
排泄援助	・排便・排ガスの促進（温罨法（おんあんぽう）、マッサージ、浣腸、導気など） ・排便コントロール（便秘時など必要に応じて緩下剤などの検討）
その他	・衣類（腹部を締め付けない衣類の選択）

チアノーゼ

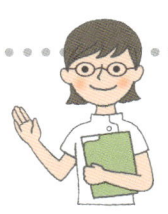

チアノーゼは心疾患やアナフィラキシーショックなど生命危機に直面しているような重症なものもあります。バイタルサインをはじめとした全身状態の適切な観察によって、症状を見極め、看護していくことが求められます。

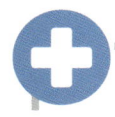

チアノーゼとは

皮膚や粘膜が青い、または暗赤色に見えることを**チアノーゼ**といいます。チアノーゼは毛細血管の血液中の還元ヘモグロビンが5.0g/dl以上になると認められます。毛細血管が豊富で皮膚の薄い粘膜、口唇、爪、耳朶に出現することが多いです。

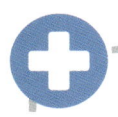

チアノーゼの種類と原因となる疾患

●中枢性（全身性）チアノーゼ

原因が心臓や血管、肺にあり、重篤な疾患によるものが多く治療が必要となります。四肢、体幹など全身でチアノーゼが認められます。次の様な疾患で生じます。

心疾患	ファロー四徴症、三尖弁閉鎖、完全大血管転位、単心室などが原因です。
呼吸器疾患	閉塞性肺疾患、神経疾患による呼吸抑制や気道内異物による窒息など気道閉塞が原因にあります。
血液性	異常ヘモグロビン血症によっても出現します。

●末梢性の原因

指先など末梢部位に限局してチアノーゼが認められます。原因として寒冷など水泳の後など寒いときに口唇や指先に出現します。また、ショックなどで全身に血液が送られないことで出現します。

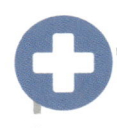

チアノーゼがある子どもの看護の実際

重篤な状態につながる疾患であることも多く、チアノーゼの原因を十分にアセスメントして、適切な対応が必要となります。また、家族の不安が強いため、家族に対する配慮も不可欠となります。

▼情報収集とアセスメント

基本情報	既往症や基礎疾患の有無やチアノーゼが起こった状況の確認。アレルギー反応（アナフィラキシーショック）なども原因となるため基礎疾患の把握が必要です。
全身状態	バイタルサインの他に意識状態、表情や活気、呼吸状態（咳嗽努力呼吸の有無）や循環状態（心音）を把握し緊急に対応が必要かを判断します。
チアノーゼの状態	チアノーゼの出現部位と色調、程度、出現のタイミング（活動時または非活動時）、出現後の経過。
随伴症状の有無	貧血や脱水の有無、末梢冷感の有無、バチ状指の有無。
検査データ	血液検査、動脈血酸素飽和度（SaO$_2$）、経皮的動脈血酸素飽和度（SPO$_2$）、胸部レントゲン、心エコー。

●適切な酸素投与

酸素飽和度の低下がある場合は、酸素投与が必要となります。しかし、肺動脈閉鎖など酸素を投与することで状態を悪化させてしまうために酸素投与が禁忌となる疾患もあります。新生児への酸素投与は医師の指示に従い、慎重に投与することが必要です。

●無（低）酸素発作時の対応

ファロー四徴症や単心室などのチアノーゼ型心疾患に特有の発作です。発作は急に不機嫌となり、チアノーゼと呼吸困難が増強し、意識消失やけいれんを伴うこともあります。排便時の息みや啼泣が引き金となります。ただちに膝胸位（膝を胸につける姿勢）で抱っこして泣き止ませると共に酸素投与を行います。日常的に怒責を防ぐために便秘を予防することや感染を予防することが必要です。

●安静の保持

泣くことは酸素の消費を増大させ、チアノーゼを増強させてしまいます。安静を保てるように配慮します。

●家族への指導

原因が誤飲による窒息であった場合は、家庭における危険性や、窒息につながる食物など日常生活における注意事項を家族に説明する必要があります。

めまい

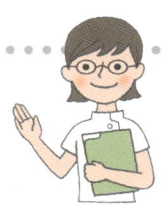

小児のめまいは、自ら訴えることが難しいことや、他覚的に把握することが難しい症状のひとつです。そのため医療者は、子どもや家族が感じる「何か変」をしっかりと聞き取ることが大切となります。

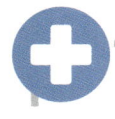

めまいとは

めまいとは、臨床的には運動覚や位置覚の異常を訴えるものをいい、体の回転感や動揺感、昇降感、傾斜感などがあります。

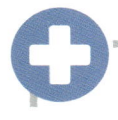

めまいの種類

めまいには、原因に応じて、次の様な種類に分類されます。

中枢性めまい めまいの程度は軽いが持続性で、注視方向の眼振などの神経症状を伴います。脳血管障害や腫瘍、変性疾患などが原因で起こるめまいです。

末梢性めまい 反復性に起こることが多く、頭位の変化の影響を受けて、嘔吐することがあります。メニエール病や突発性難聴などが原因で起こるめまいです。

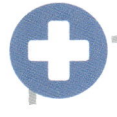

小児のめまいの特徴

めまいを言葉で訴えることができるようになるのは、幼児期頃からです。目が回った、地面が動くと回転性のめまいを訴えることが多いです。言葉で訴えることができない子どもでは、転びやすくなったことなどで家族が気づくこともあります。

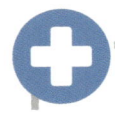
小児期にめまいが生じる疾患

成人期と同様にメニエール病や突発性難聴の他に脳腫瘍などが疑われることもあります。また、学童期や思春期では起立性低血圧や心因性のめまいが多くなります。外傷が原因となりめまいを生じることもあります。

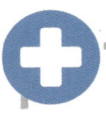
めまいがある子どもの看護の実際

●症状を把握する

言葉で伝えることができる場合は、「どのように感じているか」を子どもによく聞きます。回転性なのか、車酔いの様な動揺性なのかを把握します。言葉で上手く伝えられない場合には歩行状態や眼振などの観察が大切となります。

●どのようなときに生じるかを確認する

立ち上がるときや頭の位置が変化したことがきっかけに生じるかなどを確認します。

●どのような経過をたどるかを確認する

繰り返し出現するか、持続時間や時間の経過によって症状が変化するかなどを確認します。

●随伴症状の有無を確認する

冷や汗や顔面蒼白や嘔吐などの自律神経症状を伴うか、耳鳴りや頭痛、意識消失などの随伴症状の有無を確認します。

●治療と日常生活の支援

めまいの原因となる疾患が明らかな場合は、それぞれの疾患に基づいた適切な治療を受けることができるように看護します。また、ストレスや不安がめまいを増強させることがあるので、心理的な支援も不可欠となります。感染も症状を悪化させる要因のひとつです。規則正しい生活が重要となります。十分な睡眠時間を確保することや食事や排泄のリズムを整えるなどの生活指導も看護の役割です。

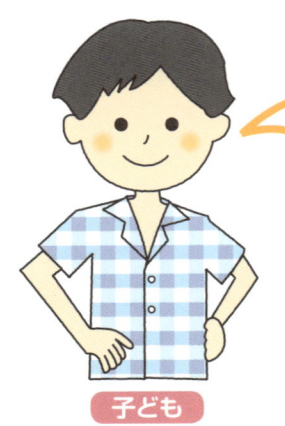

言葉では上手に伝えられないけど、看護師さんから聞かれたことに答えるんだね。

子ども

子どもの変化をしっかり聞き取ることと共に心理的な支援も大切なのですね。

新人ナース

耳鳴り、耳痛

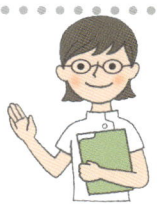

「耳が痛い」とはっきり自覚することができずに、不機嫌になることも多いです。子どもが発熱した場合には急性中耳炎やムンプス（おたふく風邪）など耳や耳周囲に病変が生じていることも多いため、症状の把握が不可欠となる症状です。

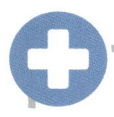

耳鳴りとは

耳鳴りとは、外界からの音刺激が無いにもかかわらず、耳周囲や耳内に感じられる音感のことをいいます。小児で耳鳴りを訴えることは成人ほど多くはありませんが、中耳炎など子どもに多い疾患では、痛いと感じるより耳の中が「がさがさする」「誰かが歩いている音がする」など多彩な表現で示すことがあります。

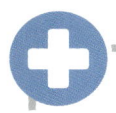

小児期に耳鳴りが生じる原因と疾患

●内耳に原因があるもの
中耳炎、難聴、メニエール病など。

●全身に原因があるもの
糖尿病や腎障害、中毒など。

●その他
不定愁訴（めまい感、疲労感）と共に耳鳴りを訴えることがあります。心因性の難聴などです。

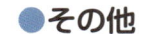

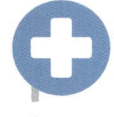

耳痛とは

言葉どおりに耳の痛みです。子どもが耳を痛がる場合の多くは急性中耳炎など耳に原因がある場合が多いです。痛いと訴えられない子どもの場合は、不機嫌や耳を触ることが増えるなどの他覚的症状から痛みを察する必要があります。

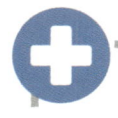

小児期に耳痛が生じる疾患

●耳に原因があるもの
急性中耳炎、鼓膜炎、外耳炎、外耳道異物、外傷。

●耳周囲に原因があるもの
耳下腺炎、耳周囲蜂窩織炎。

●周辺臓器に原因があるもの

咽頭疾患	：咽頭炎、扁桃炎など
歯に原因	：齲歯、歯周炎
頸部や顎に原因	：顎関節症やリンパ節炎

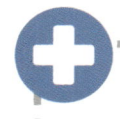

耳痛がある子どもの看護の実際

●症状を把握する
耳の中の痛みか、痛みは両耳か、片耳なのか、耳漏や出血の有無、外傷の有無を観察します。外傷がある場合は身体的虐待の可能性も否定できないため外傷が生じた背景を確認する必要があります。

●随伴症状の有無を確認する
発熱やめまいの有無などの随伴症状を確認します。

●治療と痛みを緩和するためのかかわり
診断がついたら、診断に基づく適切な治療が受けることができるように看護します。治療や痛みの緩和のために薬剤を使用することもあります。正しい薬剤の使用と副作用の観察を行います。また、痛みは不安など心理的な影響により増強します。好きな遊びを行うことで痛みへの注意をそらすかかわりや、適切に冷罨法＊を取り入れることなどの工夫も大切です。

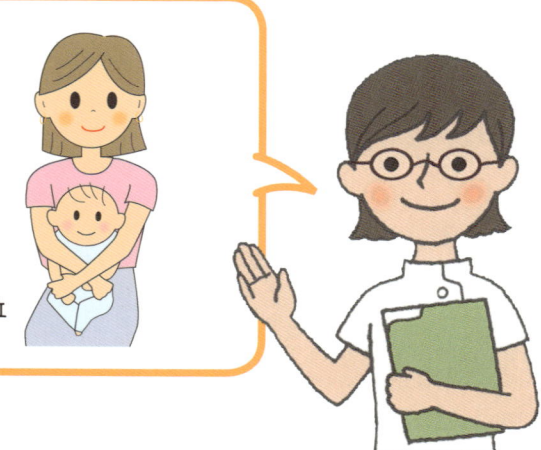

耳の診察を子どもは恐怖に感じます。何をするのか実際に見せることや、安全な診察ができるように抱っこを工夫するなど看護師のかかわりが大切です。

診察中の安全な体位

ベテランナース

＊**冷罨法**　氷のうなどで患部を冷やし、炎症や痛みをとる治療法。

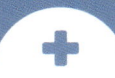

黄疸

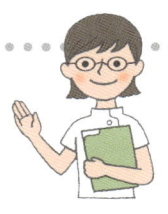

黄疸は新生児期にみられる生理的なものから、様々な疾患により黄疸をきたすものまで多彩です。全身状態と合わせて観察していくことが大切となります。

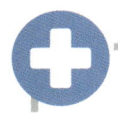

黄疸とは

黄疸とは、体内の代謝産物である黄色色素の血清ビリルビンが高濃度となって粘膜や皮膚に沈着し、そのため粘膜や皮膚が黄色に見える状態をいいます。総ビリルビン値が2〜3mg/dlを超えると肉眼的にも黄疸が確認されるようになります。

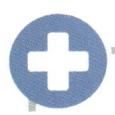

小児期に黄疸を生じる疾患

●非抱合型（間接型）高ビリルビン血症

新生児溶血性疾患による黄疸

　Rh式などの母児間で血液型不適合がある場合、溶血に伴いビリルビンが過剰産生され黄疸を生じます。

新生児生理的黄疸

　生後2〜3日から多くの新生児にみられる黄疸です。血中の間接ビリルビンが増加し、皮膚の色調は明るい黄色を呈します。生後5〜6日がピークで特に治療を要さずに2週間ほどで消失します。

新生児非生理的黄疸

　病的な黄疸として、生後24時間以内に明らかな黄疸が出現する場合や、血中総ビリルビン値が15mg/dlを超える場合、生後2週間を経過しても肉眼的に黄疸が持続する場合や血中直接ビリルビン値が上昇する場合などがあります。

核黄疸

　生後早期（特に生後1週間以内）に高度な黄疸が持続すると、ビリルビンが脳実質に沈着し重度の脳障害を生じることがある。核黄疸では哺乳力の低下や筋緊張の低下、ついで甲高い啼泣や後弓反張、落陽現象などが現れます。

●抱合型（直接型）高ビリルビン血症

先天胆道閉鎖症

出生前あるいは直後に胆管が閉鎖してしまい、血中直接ビリルビン値が上昇し、黄疸が出現します。この場合の黄疸での皮膚の色調は黒ずみ緑色をおびます。また、便の色調が薄くなり淡黄色から灰白色となり、尿の色調は茶褐色の様な濃い色となります。肝硬変の進行を防ぐために、早期に発見し、外科的治療が必要となります。

ウイルス性肝炎

学童期以降ではＡ型肝炎などによる黄疸がある。Ａ型肝炎はカキなどの貝類の摂取で感染し、発熱や腹痛、嘔吐、全身倦怠感があり数日後に黄疸が生じます。

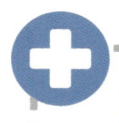

黄疸がある子どもの看護の実際

黄疸は新生児期に出現することも多く、異常の早期発見と治療が大切となります。随伴症状、全身状態も十分にアセスメントしていきましょう。

▼情報収集とアセスメント

基本情報	既往症や基礎疾患。輸血や薬物使用歴
全身状態	バイタルサインの他に意識状態や活気。全身の皮膚状態
黄疸の状態	黄疸の出現部位、色調、程度、出現時期、出現後の経過
随伴症状の有無	筋緊張の低下や哺乳力低下の有無。消化器症状（下痢や腹部膨満の有無）便や尿の色調、出血傾向、掻痒感の有無、倦怠感の有無
検査データなど	血液検査（総ビリルビン、直接ビリルビン、間接ビリルビン、他肝機能）尿検査（ビリルビン、ウロビリノーゲン）経皮的ビリルビン濃度測定値

▼光線療法中の看護

照射による2次的障害の予防	・網膜による影響を防ぐためアイマスクを装着します。 ・アイマスク装着による皮膚損傷に注意が必要です
バイタルサイン・全身の観察	・体温が上昇しやすいため、環境温を調整します。 ・不感蒸泄の増加に伴う脱水に注意が必要です。尿量や皮膚の弾力なども観察します。
黄疸の状態の観察	・皮膚色の変化、血清ビリルビン値の推移、尿便の色調を確認します。
その他	・清潔が保持できるように、オムツ交換や清拭や臀部浴を実施します。

母斑、血管腫

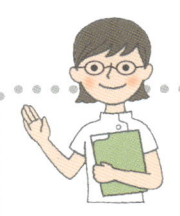

母斑や血管腫は目に見える症状であることから、新生児期から家族の気がかりとなる皮膚の症状のひとつです。

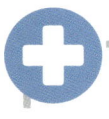

母斑とは

母斑とは、発生異常による皮膚の先天性、限局性の組織奇形をいいます。出生時すでに存在しているものや幼児期や思春期に出現するものまで発症の時期は様々です。

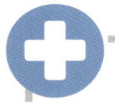

小児期に多い母斑と血管腫

●苺状血管腫

乳児の1%にみられ、血管腫の半数にあたるといわれています。ステロイドによる治療やレーザー照射が行われることもあります。

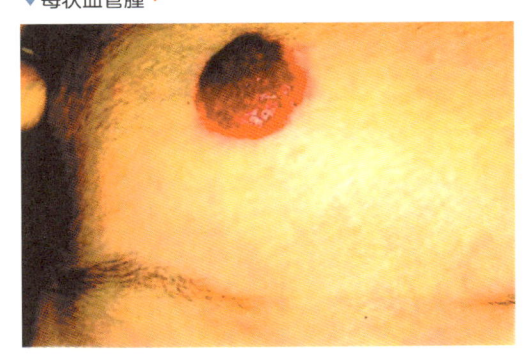

▼苺状血管腫＊

子どもの思いに寄り添い、心理面にも十分配慮することが大切です。

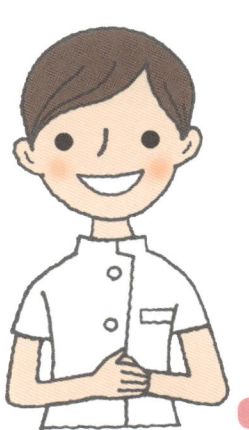

先輩ナース

＊出典：山本一哉監修・佐々木りか子著、こどものあざによくみる50症状―どう診て・どう対応するか、南山堂。

●単純性血管腫・Sturge-Weber症候群

　Sturge-Weber症候群は、顔面片側の単純血管腫、同側の脈絡膜血管腫、同側の脳軟膜血管腫を三主徴とした疾患で、出生時から単純血管腫が存在し中枢神経症状（大脳半球の委縮、けいれん、知的障害）眼症状（眼圧亢進、緑内障、牛眼）を生じます。

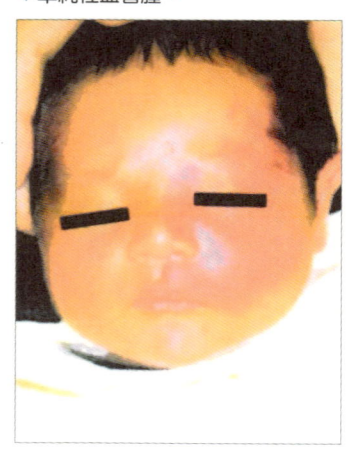
▼単純性血管腫 *

●色素性母斑

　身体のどの部位にも生じる茶褐色あるいは黒色の色素斑です。治療の基本は外科的切除術になります。

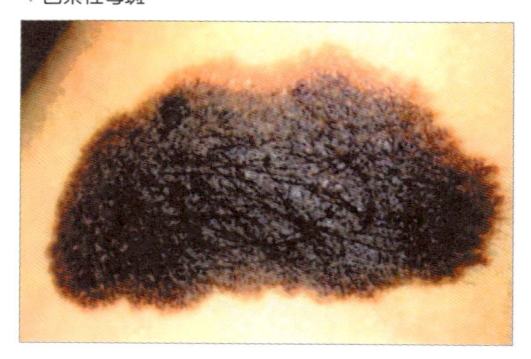
▼色素性母斑 *

> 子どもと家族が前向きに治療に取り組めるように支援することが必要です。

ベテランナース

＊出典：山本一哉監修・佐々木りか子著、こどものあざによくみる50症状―どう診て・どう対応するか、南山堂。

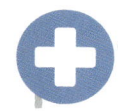

母斑や血管腫がある子どもの看護の実際

●症状を把握する

いつ頃から、どの部位に、どのような色調、形、大きさの皮膚変化が見られているかについて確認します。

●随伴症状を確認する

Sturge-Weber症候群では顔面の単純性血管腫にけいれんや緑内障などを伴います。皮膚の症状だけではなく、全身状態や発達についても確認することが必要です。

●心理面へ配慮する

外見上、他の人と違うことで悩み、思春期ではボディイメージや自己概念の形成に影響を及ぼすことがあります。子どもの思いに寄り添い、心理面にも十分配慮していくことが大切です。

●家族を支援する

レーザー治療など治療方法も普及してきていますが、安易に消えるなど不確かな情報は、家族にとってストレスとなります。そのため、正しい情報を提供することが大切です。また、治療が長期に及ぶことも多いことから、子どもと家族が前向きに治療に取り組んでいけるように支援していく必要があります。

母斑や血管腫の治療

乳幼児健診などで、皮膚のあざなどの変化を相談されるご家族は多くいます。母斑や血管腫は自然消褪（ある症状が消えてなくなること）するものから、適切な治療が必要なものまで様々ですので、皮膚科での診断が不可欠です。ご家族の不安や治療に伴う痛みなど、子どもへの配慮も大切となります。そのため、小児を専門とする皮膚科へ相談をお勧めします。

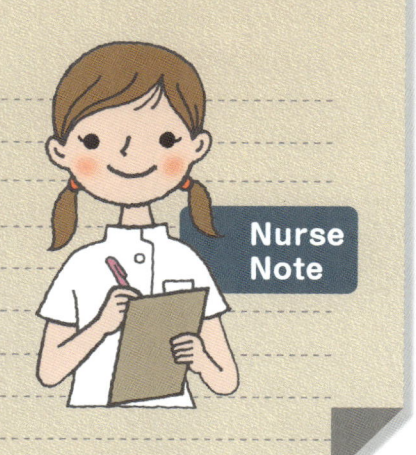

Nurse Note

けいれん

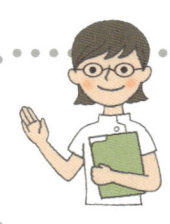

小児期はけいれんを起こしやすく、けいれんを起こす原因となる疾患も様々です。けいれんのように見える症状でも、けいれんではないものもたくさんあることから、特徴を理解しておくことは大切となります。

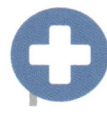
けいれんとは

けいれんとは、運動神経細胞の異常かつ過剰な興奮による全身または身体の一部の筋群の発作性かつ不随意性の収縮の総称です。

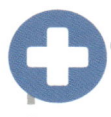
てんかんとは

小児期にけいれんを起こす疾患として、てんかんがあります。**てんかん**とは、大脳神経細胞の突然で過剰な同期性の興奮に由来する反復性の発作（てんかん発作）を主徴とする慢性的な脳疾患です。発作の型は全般発作と部分発作に分類され現れる発作も四肢を強直（きょうちょく）するものや体をがくがくさせる間代発作の他に体の力が抜けて脱力するものなど様々です。

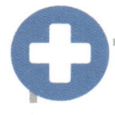
小児期にけいれんを起こす疾患

●脳の器質的疾患
脳奇形、急性脳症、脳動静脈奇形、脳腫瘍、脳損傷後遺症などがあります。

●機能的疾患
てんかん、熱性けいれん、循環器疾患に伴うけいれんなどがあります。

●全身性疾患
代謝性疾患（低血糖、高アンモニア血症など）や低酸素性脳症（窒息、溺水）中毒などがあります。

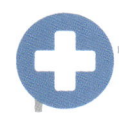

けいれんがある子どもの看護の実際

●発作の観察
発作の始まり方と変化、どのような動きがあるか、意識があるか、呼吸はしているか、発作の持続時間、発作が起きたときの状況（寝起き、入浴中、運動中など）。

●安全の確保
周囲に危険な物がないように環境を整えます。顔を横に向けて気道を確保します。

●生活を整える
てんかんによるけいれんでは身体的疲労などが発作を誘発することがあります。生活リズムを整えることが服薬と同様に大切となります。睡眠、食事、疲労や過度の緊張や不安が蓄積しない配慮が必要です。また、日常生活に過度な制限を必要としませんので、適切な運動で体力をつけることも大切です。また、正しく内服を継続できるための支援も不可欠です。

●薬物療法
けいれんの状態に応じて、抗けいれん薬が使用されます。それぞれの薬の作用と副作用を把握しておく必要があります。

●家族への看護
子どもがけいれんを起こしたときに家族はとても動揺します。正しい情報の提供と不安に寄り添う看護が求められます。また、てんかんと診断された場合は家族会や日本てんかん協会などの正しい情報源をお伝えすることも、不安の軽減に繋がります。

●社会生活の支援
てんかんの場合、誤った知識によって社会の偏見がまだ見受けられています。保育園や幼稚園、学校などに理解してもらうために、医療者からの説明が有効な場合もあります。周囲への理解促進に努めることも看護の役割となります。

熱性けいれんのときの座薬の使い方

Nurse Note

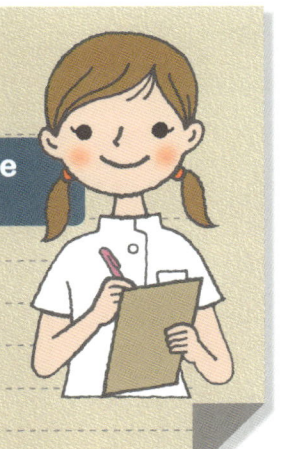

熱性けいれんと診断されたときに、けいれん予防のための抗けいれん薬＝ジアゼパム座薬（商品名：ダイアップ座薬）と解熱用の座薬（商品名：アンヒバ座薬、アルピニー座薬など）を使用することがあります。この2つは同時に使うと、吸収が阻害されてしまいますので、まずジアゼパム座薬を使用して、30分以上たってから解熱用の座薬を使用することが鉄則です。

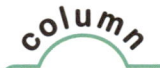

薬を嫌がる子どもにどうやって飲んでもらう？

薬を継続的に飲まなくてはならない子ども達への支援

　てんかんをはじめ、慢性的な疾患がある子ども達にとって内服による薬物療法は不可欠なものとなります。子どもが発達する中で、自分の体や病気を知り、薬を正しく飲むことの必要性を理解することができるようになります。それでも、苦みが強い薬などを飲み続けることは大変なことです。そのような子どもの気持ちを理解した上で、飲みやすくなる工夫を薬剤師と共に考えることも大切となります。

薬を飲みやすくする工夫　その1

　可能な限りその子が飲みやすい製剤を選択しましょう。同じ薬でも錠剤、液剤、散剤など複数の剤形がある場合もあります。

薬を飲みやすくする工夫　その2

　子どもが薬を飲みやすくするために、ゼリー状の服薬補助製剤が市販されています。味も色々あるので、好みのものを使用することで内服しやすくなることもあります。その他、ジャムやアイス、チョコレートシロップやあんこを使うなど様々な工夫をされているご家族もいらっしゃいます。

頑張っていることを認めてあげましょう

　いずれにせよ、子ども達が頑張っていることをしっかり誉めてあげましょう。子どもの頑張る力をいかに引き出してあげることが看護の役割です。

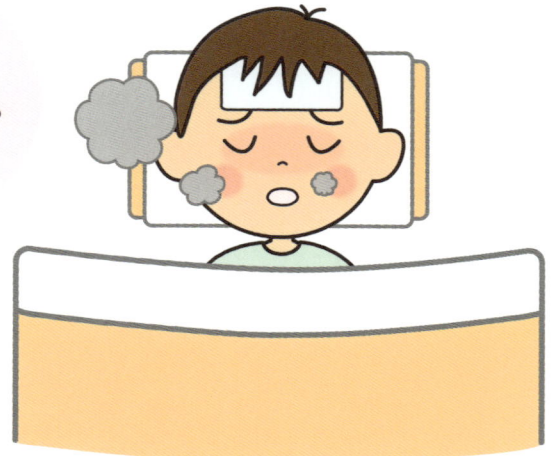

熱ちょっとずつ
下がってきてるよ。
がんばったね！

鼻出血

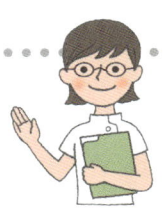

鼻出血は小児期によくみられるものであり、慌てることはありませんが、まれに血液疾患などの症状であったりもするため止血状況などを観察していきましょう。

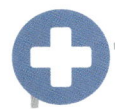 鼻出血とは

鼻腔からの出血を**鼻出血（鼻血）**といいます。小児にはよくある症状で、鼻出血の90%は鼻の入り口部から1cmの鼻中隔粘膜（キーゼルバッハ部位）からの出血です。

▼キーゼルバッハ部位からの出血

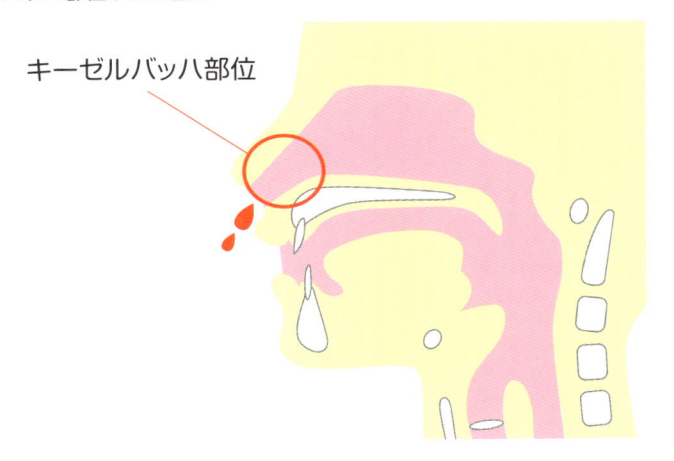

キーゼルバッハ部位

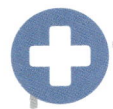 鼻出血から考えられる疾患

成人に比べて鼻粘膜の薄い小児は、のぼせや急な気温（温度）変化、刺激のある食べ物などによって容易に鼻出血を生じます。打撲や鼻異物など外的刺激が要因となることもあります。また、アレルギー性鼻炎の小児は鼻粘膜が薄く血管が拡張しているので、かゆくて鼻を擦ったり、いじってしまったりなどの物理的な刺激で出血しやすい状況にあるともいわれています。

小児では多く見られる鼻出血ですが、頻回・止まりにくい鼻出血には出血傾向を伴う血液疾患が隠されていることもあるため注意が必要です。

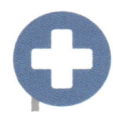
鼻出血によって生じる症状

　鼻出血が止まらない状況に陥ると、保護者も看護師も心配になってしまうかもしれませんが、出血量がかなりの量にならなければ鼻出血だけで貧血になることはないとされています。出血傾向がある場合には口腔粘膜に点状出血があったり、手足に皮下出血斑がみられたりするので、その有無を観察します。

　出血が長時間に及ぶ場合には、貧血・脱水症状を生じる可能性もあるため、それらの症状を観察します。鼻出血が咽頭に流れ込むことによる不快感からの嘔吐・気道に流れ込む誤飲などの可能性もあるため、それらの予防と観察、対応に努めます。

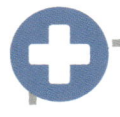
鼻出血時の観察項目と対応

　まずは、鼻出血の頻度や出血側、止血しにくいのかどうか、どのような状況で出血したのかを確認します。アレルギー性鼻炎や易出血の有無を保護者から情報収集することも必要です。

　鼻出血をしている子どもは、血液を飲み込まないようにできれば椅子などに座ってもらって、うつむくような体勢をとれるようにします。臥床中の子どもであれば、仰臥位（ぎょうがい）よりも側臥位（そくがい）の方が誤飲を防げます。

　止血の基本は出血部位を圧迫することになります。出血点として最も考えられるキーゼルバッハ部位を考慮し、鼻翼を鼻中隔に押しつけるように10分程度圧迫することが基本です。鼻の付け根（目元）を押さえるのではなく、鼻の柔らかい鼻翼部分を押さえることがポイントです。子どもはそのようなことをされると嫌がることもあるため、保護者などの協力を得るとよいでしょう。鼻出血の際に上を向かせ、頸部をトントンと叩くなどされる方もいらっしゃいますが、それらの効果に関するエビデンスはありませんし、誤飲を招く恐れもあるので控えましょう。

　止血には綿球を鼻腔に詰めて圧迫する方法が一般的に行われます。綿球は1個だけ詰めるようにして、数時間そのままにします。止血していそうだと思ってすぐに除去することは痂皮（かひ）＊を剥がして再出血をきたす可能性があります。病院内であれば、少量のエビネフリン（1000倍か5000倍に希釈したボスミンなど）を綿球に浸して使用すると、止血効果があがります。また、鼻を冷却することで動脈収縮によって止血が速まるともいわれています。

　上記のような止血方法で止血しない場合は、血液疾患やキーゼルバッハ部位以外からの出血の可能性を考えます。出血の要因やそのときの状況・持続時間と随伴症状＊を医師に報告しましょう。

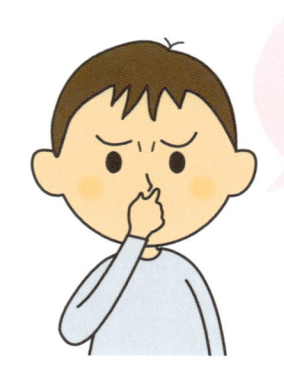

鼻翼を鼻中隔に押し付けるように10分程度圧迫するのが基本

＊**痂皮**　　　いわゆるかさぶたのこと。
＊**随伴症状**　病気の症状に伴って二次的に起きる症状のこと。

吐血、喀血

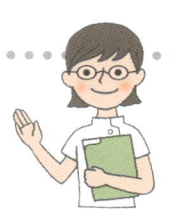

子どもが吐血・喀血（とけつ・かっけつ）を生じたときには、子ども本人・保護者、医療者も慌ててしまうかもしれませんが、冷静に状況と子どもの身体状態をアセスメントし適切に対応していきましょう。

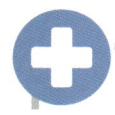

吐血・喀血とは

吐血も喀血もどちらも口腔から血液を吐出することですが、この2つは出血部位と口腔までの経路が異なります。

吐血は、トライツ靱帯（後腹腔内の十二指腸と腹腔内の空腸の境目に位置する靱帯）より口側の上部消化管（食道・胃・十二指腸）に生じた炎症・潰瘍・外傷・静脈瘤破裂などから出血をきたし、食道を通して口腔から吐出されるものをいいます。

喀血は、気管や気管支・肺実質といった下気道由来の血液や血液を含む喀痰を、気道を通して口腔から吐き出す現象のことをいいます。

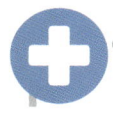

吐血・喀血から考えられる疾患

吐血の原因として主に考えられる疾患は年齢によって異なります。小児期では口腔内の外傷や授乳中の母体乳房出血などの要因も念頭においておく必要があります。

▼吐血の原因として主に考えられる疾患

	新生時期	乳児期・幼児期	学童期〜
食道	逆流性食道炎 食道裂孔（れっこう）ヘルニア	食道裂孔ヘルニア 胃食道逆流　食道静脈瘤 周期性嘔吐症　異物誤飲	逆流性食道炎 周期性嘔吐症 食道静脈瘤
胃	胃潰瘍　急性胃粘膜病変 ビタミンK欠乏 肥厚性幽門狭窄症（ひあつ・きょうさく）	胃潰瘍　血管腫　胃静脈瘤　マロリーワイス症候群 薬剤による胃粘膜病変（アスピリン・ステロイドなど） 誤嚥によるびらん性胃炎　異物誤飲	
十二指腸		十二指腸潰瘍	
その他	仮性メレナ　新生メレナ 乳頭亀裂による母体血嚥下	自己血嚥下（鼻・口腔・咽頭の出血・扁桃摘出や歯科治療後） 血液疾患など全身性易出血状態	

小児期に喀血をきたすことは多くありません。喀血の原因としてよく知られている結核もほとんどありません。感染症や外傷などが原因となることもありますが、慢性の呼吸器疾患や先天性心疾患による心不全・側副血行路などが誘因となることもあるため、基礎疾患を把握することが必要になります。

▼小児期の喀血の原因として主に考えられる疾患

感染症	気管気管支炎、百日咳、肺炎、寄生虫、肺膿瘍、気管支拡張症
心血管障害	心疾患（左心不全、肺うっ血をきたすもの）、チアノーゼ性先天性心疾患、肺動静脈瘻、肺分画症、肺梗塞・肺塞栓、動脈瘤の気管・気管支への破裂
腫瘍	肺がん、気管支原生腫瘍、転移性腫瘍
新生児肺出血	重症仮死、RDS、高度な低酸素血症
その他	血管炎症候群、膠原病に伴う肺出血、出血性疾患、外傷、異物、DIC

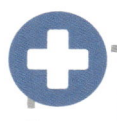

吐血・喀血によって生じる症状

吐血では、胃酸の影響やその出血部位・出血時間によって、吐出する血液が鮮血から暗赤色・黒褐色・コーヒー残渣用に変化していきます。

喀血では、原因によって呼吸困難や胸痛・発熱を伴っていることも少なくありません。

吐血でも喀血でも誤嚥の可能性があります。また、出血の持続による脱水・循環血液量不足の症状をきたすことがあります。

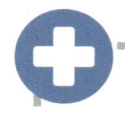

吐血・喀血時の観察項目と対応

吐血も喀血も、出血量・血液の性状・回数や持続時間・どのような状況で出血したかなどの情報が重要になります。これらの情報を収集し、何が起こっているのか・今後起こりうることは何かをアセスメントしていきます。

吐血であれば腹痛や腹部膨満・悪心嘔吐などの腹部症状、喀血であれば努力呼吸の有無を含めた呼吸状態などの観察を行い、それぞれの随伴症状にも対応すると共に、子どもの機嫌や活気とバイタルサインから、常に循環血液量不足によるショック状態をきたしていないかをアセスメントします。もしそれらの兆候があれば速やかに対応していく必要があります。

出血性ショックの症状といわれている「ショックのFive P's ➡ ①蒼白（Pallor）②虚脱（Prostration）③冷汗（Perspiration）④呼吸促迫（Pulmonary deficiency）⑤脈拍触知困難（Pulselessness）」を意識して観察するとよいでしょう。

吐血・喀血時には、子どもや保護者の不安を除去できるような声かけに努め、原因検索や加療と同時に、随伴症状に対する対応と安楽な体位の保持・口腔の不快感を取り除くためのケアをしていけるようにします。

発疹

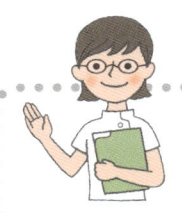

小児期は、年齢特有の流行性（伝染性）感染症含め様々な発疹をきたします。発疹の種類や特徴を見極めて適切な対応ができるよう努めていきましょう。

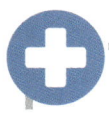

発疹（ほっしん）とは

発疹は、皮膚に出現した病変の総称です。小児期では、小児特有の流行性感染症を含めて、全身性疾患から生じる発疹症や皮膚疾患など、その原因や病態は多彩です。

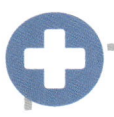

小児の発疹から考えられる疾患

緊急度の高い発疹として見逃してはならないものが、**アナフィラキシー症状**です。これは、激しい掻痒感を伴い一過性で限局性の膨疹が現れます。気道浮腫を生じる可能性があるため速やかな介入が必要です。

「発熱もないし元気だけど、ポツポツと発疹がある」「最近、足など部分的にポツポツした発疹が出ている」などの発疹は緊急性のないことが多く、接触性皮膚炎など外部からの刺激によるものや、点状出血・紫斑（しはん）などが考えられます。

小児期に最も多くみられる発疹の原因は、流行性感染症になります。発熱の有無と状況・予防接種歴・周囲の感染症状況について情報収集することが必須になります。感染症の種類によっては、保健所への報告や隔離した状態での診察・ケアなど特別な配慮が必要なこともあります。院内外への感染拡大予防を徹底しながらケアすることが必要です。

発疹の種類や特徴を知ると共に緊急性の有無を的確に判断することが必要ですね。

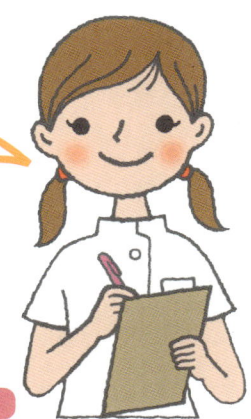

新人ナース

▼小児期にみられる発疹性疾患の例

疾患名	前駆症状	発疹の特徴	有用な所見・合併症
麻疹	カタル症状、発熱	遠心性に広がる孤在性➡癒合性➡色素沈着➡落屑	コプリック斑 白血球減少 LDH高値　　脳炎
風疹	─	孤在性、全身に淡い紅斑	後耳介腫脹 白血球・血小板減少
伝染性紅斑	─	頬・四肢の融合性レース編模様	日光・温熱刺激で再発
突発性発疹	高熱（3〜4日）	孤在性 胸➡顔➡四肢の順に出現	永山斑　　肝機能障害 時に大泉門膨隆や けいれん
エンテロウイルス発疹	時に発熱	孤在性 風疹様	下痢 髄膜炎
猩紅熱	発熱、咽頭痛	粟粒大紅斑 孤在性➡癒合性	イチゴ下
SSSS	─	全身の癒合性膜様落屑	ニコルスキー現象
川崎病	不明	癒合性　　不定形発疹 硬性浮腫	眼瞼結膜充血 頸部リンパ節腫脹
血管性紫斑病	時にアレルギー様症状	孤在性 下肢に多い紫斑（圧迫しても変化のない紫斑）	腹痛　　関節痛 血小板減少 ⅩⅢ因子低値
アトピー性皮膚炎	アレルギー	頭・顔・胸部などの浸潤と苔癬化が混在	耳切　　掻痒感 IgE高値 特異IgE抗原陽性
水痘	─	孤在性 水疱から痂皮化	頭皮中の水疱疹
帯状疱疹	─	片側性　　水疱が集積	水痘の既往
手足口病	─	小水疱 孤在性　　手・足・口	夏期に流行
伝染性膿痂疹	─	水疱➡癒合➡膿疱上➡痂皮化	夏期に多い

▼水痘（水疱疹）

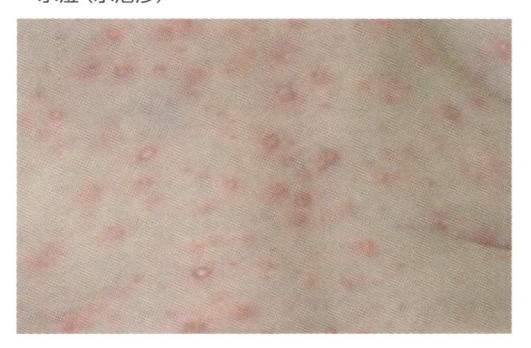

▼麻疹

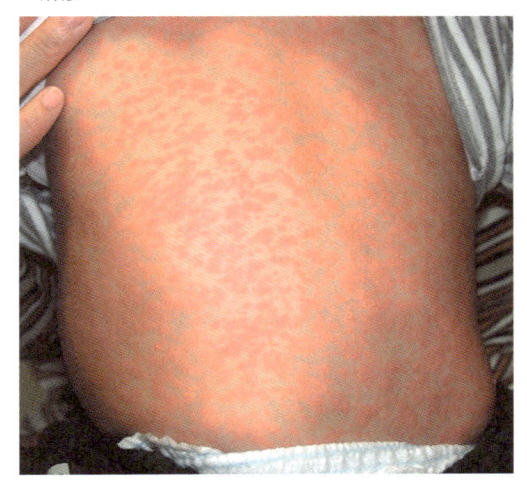

▼膨疹

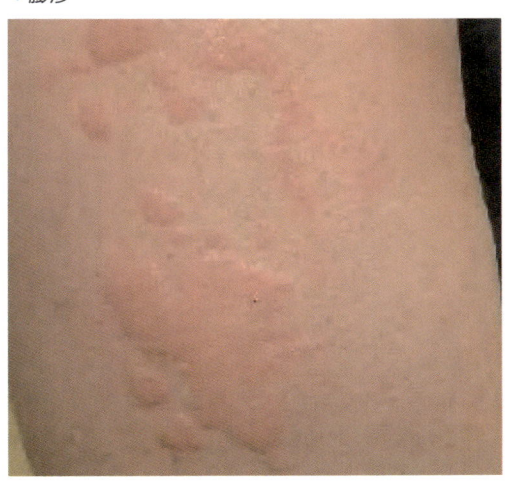

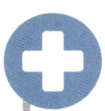 ## 発疹の観察項目と対応

その発疹がアナフィラキシーや非感染性の疾患が要因であれば、その治療と対応を行います。感染性のものであれば投薬をすることもありますが基本的には対症療法となります。

発疹を呈した子どもや保護者は不安を抱えているので、その症状と原因に応じたケアと見通しを伝えることが大切です。具体的には、全身状態への影響・入浴はしてよいのか・皮膚ケアはどのようにすればいいのか・軟膏塗布はどの程度どのようにすればいいのか、そして、保育園や幼稚園・学校にはいつ登校できるのかなどを伝えられるとよいでしょう。

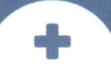

脱水

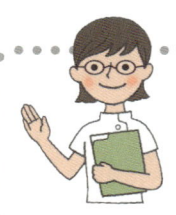

小児期は、身体水分量の特徴から脱水をきたしやすく、また、脱水を原因に重篤化（じゅうとく）しやすい状態にあります。その特徴を踏まえて、常に脱水症状の観察と脱水予防に努めていく必要があります。

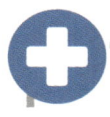

脱水とは

脱水は、水と電解質の代謝障害によって、身体の水分（体液）が異常に不足した状態のことをいいます。脱水の種類は血清Na値によって次の3つに分けられます。

高張性脱水（水分欠乏性脱水）：血清Na150mEq以上
➡水分摂取量の減少や多量の発汗・排尿などが原因となり、口渇（こうかつ）が強く尿量が減少する。

低張性脱水（Na欠乏性脱水）：血清Na130mEq以下
➡下痢や嘔吐などが原因になることが多く、口渇はあまり見られないが循環障害をきたしやすい。

等張性脱水：血清Na130mEq〜150mEq
➡小児の脱水の大部分を占める。①と②の混合した状態。

小児は成人に比べて容易に脱水状態に陥ります。小児が脱水症に陥りやすい理由としては以下の事柄があげられます。

・成人と比べて体重あたりに占める体液の割合が多い。
・成人と比べて1日に必要とする体重1kgあたりの水分量が多い。
・不感蒸泄（じょうせつ）量が多い。
・腎機能の未熟性から、尿の濃縮力が弱い。
・脱水症状へ対応を自ら行うことが難しく、必要水分摂取量不足となりやすい。

▼発達段階ごとの体内水分量

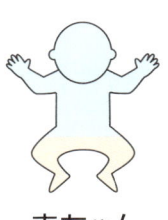

赤ちゃん
約**80**%

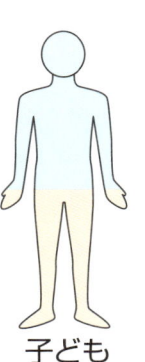

子ども
約**70**%

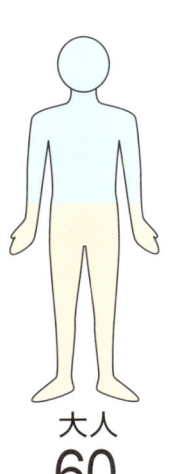

大人
約**60**%

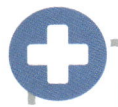

脱水から考えられる疾患

　脱水をきたす原因としては、食欲（哺乳）低下や意識障害・水分摂取制限などによる水分摂取不足の他、消化管からの排泄増加（嘔吐や下痢など）、腎臓からの排泄増加（糖尿病・尿崩症・腎疾患・副腎不全・利尿剤投与など）、皮膚や呼吸器からの水分喪失増加（熱疲労・発熱・熱傷など）による水分喪失の増加などが考えられます。

　排尿状態や水分摂取状況、嘔吐や下痢がある場合にはその種類や回数と量などの情報を得ることが原因疾患を見極める上で重要となります。

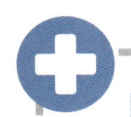

脱水によって生じる症状

　症状として現れるものとしては、いわゆる脱水徴候の他、末梢循環不全徴候、中枢神経症状がありますが、アセスメントで最も優先されるべきことは循環不全の有無になります。脱水からショック状態に陥る速さは成人とは比べものになりません。循環不全徴候があれば、速やかな対処が必要です。

▼脱水の主な症状

高張性脱水	大泉門の陥没、易刺激性、興奮、口渇、口唇・口腔粘膜の乾燥、唾液減少、涙量減少、眼窩陥没、体温上昇、皮膚乾燥、皮膚緊張度（ツルゴール）低下、尿量低下
低張性脱水	意識障害、倦怠感、けいれん、反射減弱、傾眠、眼窩陥没、皮膚緊張度（ツルゴール）低下、頻脈、血圧低下、脈拍触知不良、脈圧狭小、四肢冷感、チアノーゼ、嘔気、食欲低下、嘔気

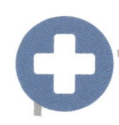

脱水の観察項目と対応

脱水の程度を評価する際に、小児では体重減少の度合いをみることはたいへん有効です。摂取水分量とその内容（電解質や糖質摂取の状況）と含めて問診することがポイントとなります。

脱水症状がある子どもに関しては、経口摂取可能な状態であれば必要電解質（塩分など）を含んだ補水液の経口摂取を促します。経口摂取困難な場合や中等度異常の脱水の場合には輸液療法を行います。

子どもと保護者の不安軽減に努めながら診療介助を行います。初期輸液は、基本的に循環不全改善のために細胞外液型の輸液製剤を急速投与（10〜20ml/kg/時）して、尿量を見ながら輸液や速度を調整していきますが、電解質データや循環状態によって適切な対応が異なるため適宜観察・アセスメント・報告していけるようにします。

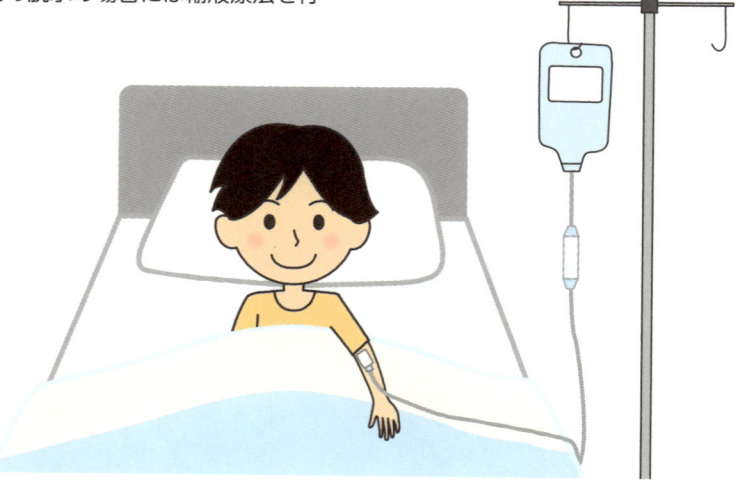

column

下痢の程度を判断する

下痢の程度について「便が柔らかい」「回数が多い」などと表現されることがありますが、どんな性状の便がどのくらい排出されると下痢なのか、重度なのか軽度なのかの判断はどのようにするのでしょうか。下痢の定義について、成人では回数に関わらず1日の便重量（水分含有量）が200ml以上である状態とされており、一般的に水分量が80〜90%となると泥状便、90%以上となると水様便となるといわれています。小児においては便の量などで定義するものもありますが、明らかな定義はありません。乳幼児では消化器官が発達途中であり、便性状は発達に伴って変わっていきます。また、母乳と人工乳では便の色や柔らかさが異なる場合もあります。他にも食形態、栄養剤、薬剤の影響などによって便の性状は様々で回数にも個人差があります。下痢の程度を把握・判断するときは、具体的な数値に加えてふだんに比べてどう違うのかを丁寧に聴取することが大切です。

chapter 5

プレパレーション

明日からでも取り組んでいただけるよう、
プレパレーションの概論から、
実際現場で行っているプレパレーションの
ノウハウまでを解説します。

プレパレーションとは

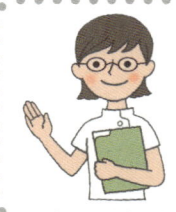

子どもたちにとって、病院などの、見知らぬ環境で、見慣れない医療スタッフに行われる様々な検査や処置などは、不安や恐怖でしかありません。それらを和らげ、子どもの「がんばろう」という気持ちを引き出すために**プレパレーション**は大切になってきます。

プレパレーションを始めるにあたって

臨床現場では、「嫌といわれても、やらなければならない検査だから」「処置のことを話しても、ただ怖がらせるだけだし」とつい、大人の事情や判断を優先したり、子どもを過小評価したりしてしまいがちです。

子どもの最善の利益のために、プレパレーションは大切ですが、「よし、やってみよう！」と思い立ったものの、発達段階に代表されるように、言葉や物事などの理解力が個々で異なったり、どのようなツールを用いて実施すればいいのかなど方法も多様であったりするため、多忙な業務の中、始めの一歩を踏み出せずにいる方も少なくないかと思います。本Chapterを参考に、日々の看護業務の中に自然とプレパレーションが取り入れられるようになっていただければと思います。

子どもの権利について

プレパレーションを行う前に、まず知っておかなくてはならないこととして、子どもの権利があります。私たちが産まれるよりずっと昔には、子どもは1人の人間として扱われていない時代がありました。そしていまでもその状況が続いている国や地域が存在することも確かです。

具体的にいうと、1959年に「児童の権利宣言」が出され、その後、全世界で子どもの権利を尊重する運動がなされていきました。1989年にようやく「子どもの権利条約」として、国連にて採択され、18歳未満の人を子どもと定義し、「子どもの最善の利益」を前提に、「生きる権利」「育つ権利」「守られる権利」「参加する権利」などが正式に子どもの権利として認められるようになったのです。

日本では、1994年の「児童の権利に関する条約」として同様の権利が定められています。条約というと少し敷居が高くなってしまいますが、もう少し具体的なものとして、病院の子どもヨーロッパ協会 (European Association for Children in Hospital：EACH) が、1988年に「病院のこども憲章 (EACH憲章)」を発表しており、ここでは、子どもも1人の人間として、尊重されるようになってきました。また、日本看護協会でも、「小児看護領域で特に留意すべき子どもの権利と必要な看護行為」を作成しています。その中の「説明と同意」や「意思の伝達」などは、プレパレーションを行う際に大切な考え方になってくる部分です。加えて、日本小児看護学会からは、「小児看護

の日常的な臨床場面での倫理的課題に関する指針」として、プレパレーションという表現は出てこないものの、インフォームド・コンセント、アセ ント（詳細は後述）について、それぞれのホームページから閲覧できるので、参考になります。

▼「子どもの権利条約」が定めている権利

生きる権利	防げる病気などで命を奪われないこと。病気や怪我をしたら治療を受けられることなど。
育つ権利	教育を受け、休んだり遊んだりできること。考えや信じることの自由が守られ、自分らしく育つことが出来ることなど
守られる権利	あらゆる種類の虐待（ぎゃくたい）や搾取（さくしゅ）などから守られること。障がいのある子どもや少数民族の子どもなどは特に守られることなど。
参加する権利	自由に意見をあらわしたり、集まってグループをつくったり、自由な活動を行なったりできることなど。

出典：ユニセフHP　https://www.unicef.or.jp/kodomo/kenri/

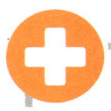

プレパレーションの目的

　上述したように、子どもの最善の利益のため、子どもの権利を保障する看護支援が必要です。その支援の1つとしてあるプレパレーションは、子どもが病気や入院によって引き起こされる様々な 心理的混乱に対して、信頼関係を構築しながら、不安などの気持ちを表出させたり、わかりやすく説明をするなどして、乗り越えていくための子どもの主体性や対処能力を引き出す支援です。

▼プレパレーションの目的

①子どもの病状や治療・処置・検査についての理解を促すこと。
②子どもが抱いているかもしれない空想や誤解を理解し正すこと。
③子どもに自分の思い（不安や恐怖など）を表出する機会を与えること。
④子どもの治療・処置・検査を乗り越えていく力を高め、精神的打撃を低めること。
⑤子どもと医療スタッフの信頼関係を築くこと。
⑥子どもの病気や入院による短期的・長期的な影響を最小限にすること。
⑦子どもの病気からの回復を促すこと。
⑧インフォームド・アセントをとること。

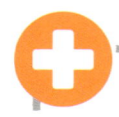

プレパレーションの5段階*

　プレパレーションというと、処置や検査前に行う説明のことが主な関わりとして、狭義で示されていますが、近年は、それだけでなく、処置や検査で病院に来る前から、終了後、自宅に帰ったあとも継続的に行われる関わりへと変化しています。行うプレパレーションによって、多少異なる部分が有りますが、大きな枠組みとして、次に示す5段階に分かれています。

▼プレパレーションの5段階

ステージ1	病院に来る前（親からの情報）。
ステージ2	入院・処置のオリエンテーション（インフォームド・アセント）、遊びの中での観察・技術と方法の選択。
ステージ3	プレパレーション・真実の基づく説明、励ましながら安心感を与える。
ステージ4	処置中の気を紛らわせるような遊びの介入（ディストラクション）。
ステージ5	処置後、退院後のご褒美・遊び（プレイセラピー的効果）、外来・自宅での支援。

●ステージ1

　病院に来る前の時期になります。この段階では、親または医師や外来で関わった看護師がどのように子どもに検査や処置について伝えたか、そして、伝えられた子どもはどのように検査や処置について認識しているかを情報収集します。この段階を省き、プレパレーションだけ行うと、使用してはいけない言葉を子どもに伝えてしまったり、検査や処置について親なりの伝え方をしているため、誤解が生じてしまったりしかねません。来院前にどのような状況であったかを確認することで、効果的なプレパレーションの第1歩となります。

●ステージ2

　実際に子どもとその親に関わる段階に入ってきます。入院後、病室の説明をするときに、バイタルサインや身体計測を行うときに、子どもの表情や言動、持参したぬいぐるみやおもちゃなどを観察し、その子の身体的・心理的状況、発達状況、好みなどをアセスメントしていきます。この情報から、実際にプレパレーションを行うときの計画を立てていきます。

●ステージ3

　いよいよ狭義でいう所のプレパレーションを行います。具体的な方法は、後述しますが、ステージ1、2での情報から、その子がこれから経験する処置や検査について、その子にあった物を使用して、その子のペースに併せて、時折、子どもに質問や感想を聞きながら、プレパレーションを行います。

●ステージ4

　処置や検査の最中で、プレパレーションでの関わりの成果を確かめられる段階でもあります。ここでの主な関わりは、ディストラクションです。処置や検査中は、子どもにとって痛みが伴ったり、強い緊張が続いたりしています。そのようなストレスを緩和し、ネガティブな物事や気持ちに集中しすぎないように気を紛らわすことを指します。もちろん、状況によっては薬剤を投与して行う関わりもありますが、ディストラクションは、非薬物的な関わりです。1〜3の段階でのアセスメントで、また子ども本人に聞いたりして、どのようなディストラクションがいいか選択していきます。

＊出典：田中恭子、プレパレーションの5段階について、小児保健研究、第68巻、第2号、173-176、日本小児保健協会。

●ステージ5

検査や処置の終了後の段階です。検査や処置を乗り越え、頑張ったことを賞賛したり、その気持ちを共有したりします。この段階で効果的なことは、ご褒美をして、シールやメダルなど、視覚的に分かる物を渡すことで、達成感が得やすくなります。もう一つは、遊びです。遊びは子ども自身の中で起きたことや気持ちを表現し、発散できる方法であるため、プレイセラピー的な要素が含まれており、大切な関わりです。

ステージ1は、来院前にどのような状況であったかを確認することで、効果的なプレパレーションの第1歩となります。

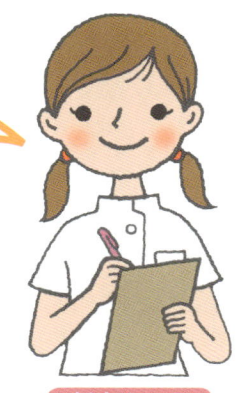

新人ナース

ステージ2は、その子の身体的・心理的状況、発達状況、好みなどをアセスメントしていき、実際にプレパレーションを行うときの計画を立てていきます。

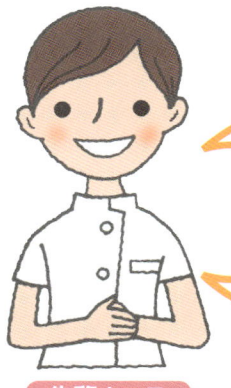

ステージ3は、ステージ1、ステージ2での情報から、その子がこれから経験する処置や検査について、その子のペースに併せて、プレパレーションを行います。

先輩ナース

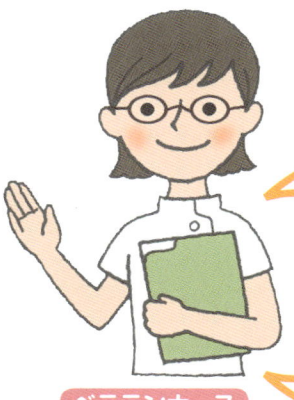

ステージ4は、プレパレーションでの関わりの成果を確かめられる段階でもあります。ステージ1からステージ3でのアセスメントや、子ども本人に聞いたりして、どのようなディストラクションがいいか選択していきます。

ベテランナース

ステージ5は、検査や処置の終了後の段階です。ご褒美として、シールやメダルなど、視覚的にわかるものを渡すことで、達成感が得やすくなります。もうひとつは、遊びです。プレイセラピー的な要素が含まれており、大切な関わりです。

小児医療での「インフォームド・コンセント」

検査や治療の前には、子どもであっても事前の説明は必要です。大人と異なり、認知や判断能力が未熟な子どもへの説明には工夫が必要です。

子どもへもインフォームド・コンセント?

インフォームド・コンセントは、皆さんよくご存知のことかと思います。プレパレーションを行うときも、最初のステップとして、インフォームド・コンセントは大切になります。これは、医療従事者から十分な説明を聞き、納得し、同意したうえで、自分の治療法などを選択することです。

インフォームド・コンセントにおいては、患者に4つの能力「説明を理解する能力」「選択肢を選択する能力」「決定する能力」「決定に対して責任を取る能力」*が必要ですが、認知発達などの問題から、子どもがすべて満たすことは困難です。そのため、小児医療の現場では「インフォームド・アセント」が行われるようになってきています。**インフォームド・アセント**とは、これから実施する医療・看護行為について、子どもが理解できるように十分に説明を受け、その選択・決定について納得することです**。

子どもが理解できる説明とは

インフォームド・アセントには、次表に示すように4つの要素が含まれています。子どもの発達段階については、Chapter2を参照していただき、検査や処置、治療などについて、「子どもが理解できる説明」とは何か、キーとなる要素から、具体例をあげながら述べていきます。

▼インフォームド・アセントに含まれる4つの要素**

①病気の状況や状態について、その子どもの発達に応じて適切に理解できるように支援する。
②検査や処置で、どのようなことが行われていて、どのようなことが期待できるかを子どもに話す。
③子どもが状況をどのように理解しているか、また処置や治療を受け入れさせるために不適切な圧力を子どもにかけていないかどうかを評価する。
④最終的に、子どもがケアを受けたいという気持ちを引き出す。そして、子どもに対して事実を伝え、決して嘘をついてはいけない。

● 好きなキャラクターやアニメなどのコンセプトを利用して説明していく

戦隊ものが好きな場合➡「悪者をやっつける」ストーリーなので、「病気」を悪役に例え、「悪者がどこに隠れているか調べるために、○○を頑張らないといけない」や「悪者をやっつけるために、○○を頑張らなければならない」と説明すると理解してくれます。年齢が小さく、戦隊ものにはまだ興味がない子などは、「バイキン」という表現を使うと同様のニュアンスで理解してくれることも多いです。

● 過去の経験を踏まえて説明していく

CT撮影の経験がある子にMRIの説明をする場合➡CTと同じで写真を撮る検査だよ、時間が長いため、CTを○回やるくらい、写真を撮っているときの音が大きい（うるさい）など、経験したことのある類似した検査と異なる点についても必ず説明します。「同じ検査だよ」と伝えると「違ったじゃないか！音がうるさかったよ！」などと子どもにとっては、まったく同じだと思っていたので、嘘をつかれたと思ってしまう子もいます。採血を経験したことがある子に、末梢静脈ラインを刺入する際も、同様に、針を刺すことは同じですが、シーネやテープで固定されたり、輸液ラインやポンプと一緒に生活をしたりと状況が異なりますので、上記のように、追加の説明をすることを忘れないでください。

● 説明するタイミングと環境、人を工夫する

これは、特に初めて体験したり、侵襲的であったり処置や検査などのときは、注意する必要があります。タイミングとは、機嫌が悪いときやお昼寝前、プレイルームで遊んでいるときなどで、いずれも子どもにとってはタイミングが悪いときです。そんなときに話しをすると、耳をふさいで話しをきちんと聞いてくれなかったり、遊びに気がそれてしまったりし、有効なインフォームド・アセントにはなりません。

そのため、まず、「いまから大切な話しをする」という環境を整えていく必要があります。親とも相談し、どのようなタイミングがその子にとって適当であるか、どこで話すときちんと聞いてくれそうか、医療者から伝えた方がいいか、親から伝えた方がいいかなど、事前に相談することがベターです。

具体的なタイミングの例としては、「看護師さんからのお話を聞いたら、プレイルームで遊びに行こう」であったり、「○○ちゃんに大事なお話があるんだけど、いつお話聞いてくれる？」と質問したりすることもあります。環境については、ベッドサイドや個室など、緊張しすぎず、落ち着ける環境を選びます。プレイルームも緊張せず、楽しい気持ちでいられる場所ですが、おもちゃや他の友達に気を取られてしまうこともあるので、ときには不向きな場所になります。また、環境といっても場所だけをさすものではありません。場所を整えたとしても、子どもの表情や言動などから、緊張や警戒が強そうであれば、「ママに抱っこしてもらいながらお話聞いてもいいよ」「○○ちゃん（ぬいぐるみの名前）と一緒にお話聞こうか」など母親やお気に入りのぬいぐるみなどと一緒に話しを聞けるように配慮や工夫することなども落ち着ける環境づくりとなります。

＊出典：筒井真優美著、子どものインフォームド・コンセントをめぐる課題、小児看護、第23巻第13号、1731-1736ページ、へるす出版。

＊＊出典：小川純子著、留意すべき子どもの権利、小児看護、第39巻第8号、898-902ページ、へるす出版。

●具体的な表現を用いる

学童前期くらいまでの子どもたちは、抽象的な物事を認識することが困難です。よく大人が使ってしまう表現として、「もうちょっとで終わるからね」や「5分くらい待っててね」などがあります。一見難しい表現ではないように聞こえますが、この「ちょっと」「5分」がわからないのです。その子によっては、「ちょっと＝一瞬」と思うかもしれないですし、「5分＝一生」と思う子もいます。

そのため、身近にあるものを利用したり、理解している範囲の表現を用いたりして説明します。例えば、前者の場合では、「この絵本読み終わるまでには終わるよ」、後者の場合では「（時計を見せながら）この針が、ここに来たら、また来るね」などです。どちらもどのくらいかの目処が具体的に伝えられる表現なので、抽象的な物事の理解が苦手な子どもでも理解することができます。時間に関して付け加えれば、数を数えられる子であれば、「10を2回数えるくらいね」などと伝えてもよいと思います。

●嘘をつかない

これは当たり前に大切なことですが、ついやってしまいかねないことです。よく聞かれる言葉として、採血のときなどに「大丈夫、痛くないからね」と声をかけていることがあります。子どもを余計に不安にさせないようにというやさしさから伝えていることもあるのですが、子どもの立場に立って考えると、採血がいたくない訳がないので、とんでもない嘘です。

「子どもを余計に不安にさせない」という考え方は大切ですので、約束ごとや対処方法なども一緒に説明したり、考えたりすることのほうが、ベターです。また、何か選択肢があるようなら、それを詳しく説明したうえで、自分で選んでもらうことも処置や検査を頑張るモチベーションに繋がります。

一方で、鎮静薬などを用いて、眠っている間に行う処置や検査については、少し異なります。嘘をつかないことは一緒ですが、例えば、手術など痛みが伴ったり、侵襲的であったりする処置や検査の説明では、細かく説明してしまうと、不安や恐怖ばかりがつのります。内視鏡での手術であれば、「先生がおへそのところからカメラでのぞいて、バイキンをとってくれるよ」などのように、寝ている間に行われることを伝えてあげましょう。

column

ケースバイケース

採血に関しては、何度か経験する子どもも多いと思います。ただ、前回上手に協力して採血することができても、次回が同じように協力的かどうかは別です。ときには拒否する場合もあるかと思います。過去の経験について振り返り、嫌だったこと怖かったことなど子どもの声に耳を傾け、どのようにしたら、頑張れるか一緒に考えることも大切です。

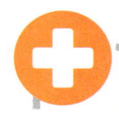

インフォームド・アセントに用いられるツール

　成人患者に対して、インフォームド・コンセントを行うときは、同意書やパンフレットを用いたり、ときには、口頭のみでの説明であったりもします。子どもの場合は、何度も記述していますが、発達段階の特徴を無視することはできません。前述した抽象的な物事や因果関係を理解することは苦手な時期があります。

　加えて、物事を自己中心的に考えたり、そのときの状況や見た目に惑わされやすかったりもします。そのような時期の子どもたちでもイメージしやすく理解しやすいよう、何かしら視覚的にわかるものを用いて説明をします。使用するツールは、どのような処置や検査を説明するか、その子の発達の程度や好みなどから適切なものを選んでいきます。いくつかの例をあげ、筆者の臨床での経験も踏まえ、それぞれの利点や欠点についても挙げていきます。

●絵本や紙芝居

●利点

- ・手元に残るので、何度でも見て振り返ることができる。
- ・絵があり、子どもが親しみやすい。
- ・記載されているとおり、読み聞かせすればよいので、伝え手が変わっても、きちんと同じ内容を伝えることができる。
- ・文字が読める子は、伝え手がいなくても自分で読むことができる。

●欠点

- ・作成する手間とコストがかかる。
- ・作成者が絵を書くことが苦手なときは、困難である。
- （インターネットやパソコンを利用すると、絵が苦手でも写真やイラストがあるので作成しやすくなり、データが残るので、次回の使用や加工もしやすい）

▼絵本や紙芝居

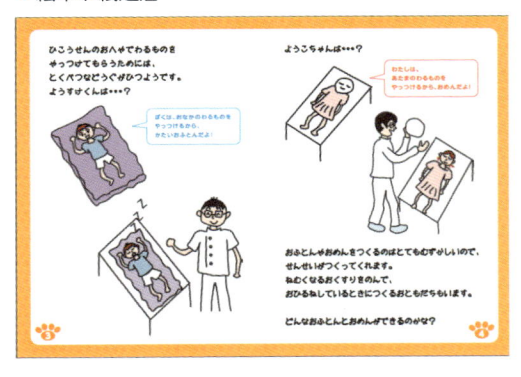
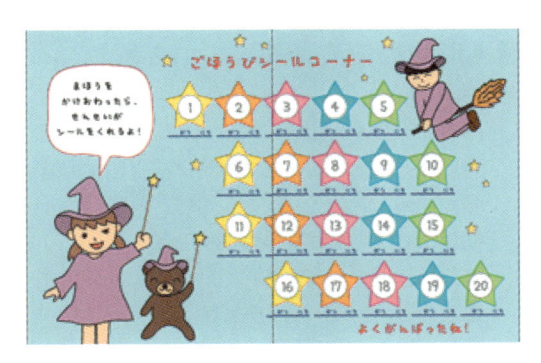

●映像

●利点

- ・実際の検査や処置の様子を見ることができるので、わかりやすい。
- ・出演している子が同年代の子どもであれば、「この子ができているのだから、自分もできるかもしれない」という認識になりやすい。
- ・何度でも振り返ってもることができる。

●欠点

- ・作成にコストと手間がかかる。
- ・モデルとなる子どもへの撮影に関する同意が必要になる。
- ・既存の映像を使用する場合は、作成者への使用許可や費用が必要となる。
- ・子どもによっては、実際の様子をすべてみることで、怖がってしまう場合もあるので、内容や対象となる子どもによっては不向きになる。

▼スマイルタッチ＊

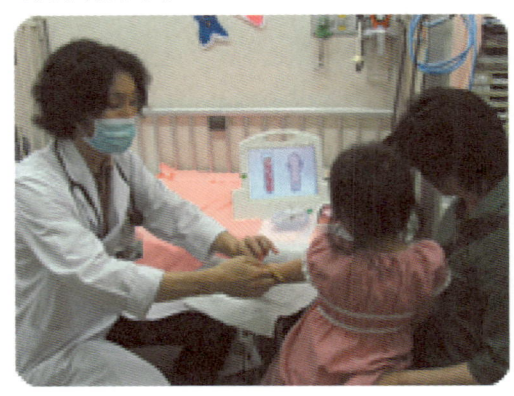
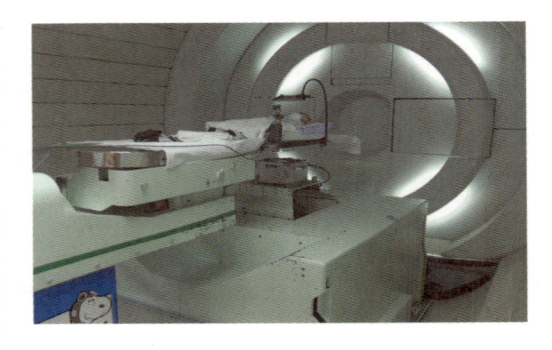

●人形やぬいぐるみ

●利点

- ・本人が持っているぬいぐるみは、親しみがあるので、ツールとして使用しやすく、コストもかからない。
- ・ごっこ遊びをしながら説明できる。
- ・キワニスドールは、寄付でいただけることもあるので、コストがかからない。
- ・キワニスドールは、もともと白の無地であるため、用途に応じたイラストが描ける。
- ・お絵描きが好きな子どもであれば、キワニスドールに、自分でイラストを書いてもらうこともでき、プレパレーション前の信頼関係構築にも役立つ。

▼キワニスドール

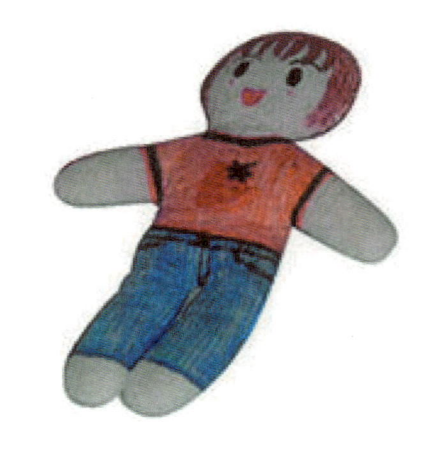

＊**スマイルタッチ**　小児医療の現場に最適化されたプレパレーション支援ツールの商品名。

● **欠点**

・キワニスドールは、絵を書く前が白の無地のため、怖がる子もいる。

・説明で使用したあと、ぬいぐるみは残るが、説明した内容が残らないので、反復しにくい。

・伝え手が変わることで、説明する内容も変動しやすい。

▼人形やぬいぐるみ

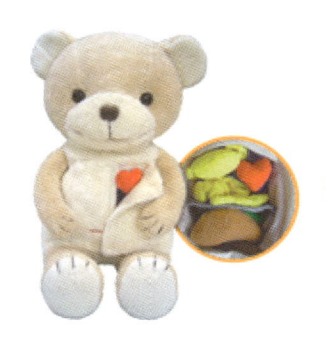 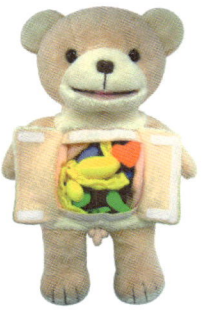 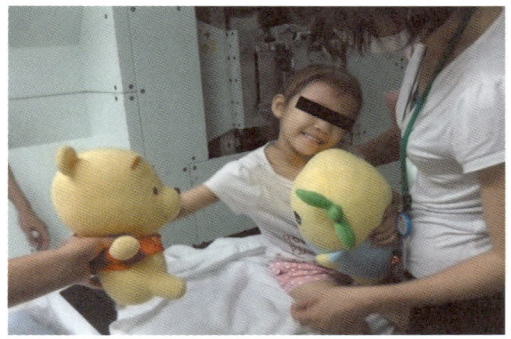

出典：内藤デザイン研究所より

●医療系のおもちゃ、処置などに使用する実物

● **利点**

・子どもが持参しているおもちゃであれば、親しみもあり、ツールとして使用しやすく、コストもかからない。

・ごっこ遊びをしながら説明できる。

● **欠点**

・施設でおもちゃを用意する場合や実物を使用する場合（滅菌物など）は、コストがかかる。

・おもちゃのセット内容によっては、説明に必要なものが含まれていない場合もある。

・説明後、おもちゃは残るが、説明した内容が残らないので、反復しにくい。

・伝え手が変わることで、内容も変動しやすい。

・実物を使用する場合は、見ることで怖がってしまうこともあるので、注意が必要。

●模型

● **利点**

・実物と似ているため、子どもがイメージしやすい。

・ごっこ遊びしながら説明できる。

● **欠点**

・コストがかなりかかる。

・検査や処置の実際や詳細方法をしらないと、きちんと説明ができない。

・説明後、おもちゃは残るが、説明した内容が残らないので、反復しにくい。

・伝え手が変わることで、内容も変動しやすい。

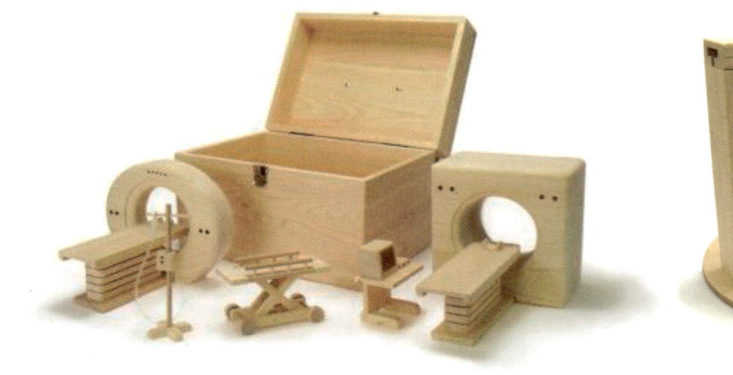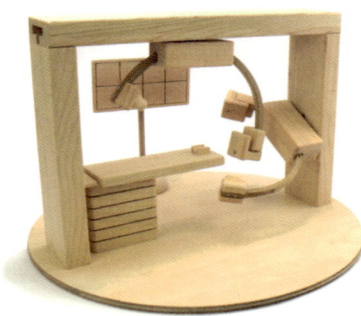

column

アドリブ

　使用する道具に関しても、インフォームド・アセントのやり方に関しても、アドリブが大切です。時間とお金をかけすぎても、現実的ではないですし、継続も難しくなります。身近にあるものや子ども本人が持っているものをどんどん使っていきましょう。また、やり方も「これを全部伝えなくては！」「こういう順番で話を進めていかないと！」ときっちり決めすぎると、子どもには伝わりにくくなるし、伝えることにも余計に時間がかかったりします。すべて伝えきれなければ、もう一回別のタイミングで行ったり、順番を子どもに乱されたとしても、興味を示すことから説明していくことで、納得しやすくなったりもします。先輩や保育士、両親などから、子どもとの話し方や関わり方を観察したり、真似したりしていくと、アドリブのパターンを増やしていけますよ。

＊写真提供：堀内ウッドクラフトより。

子どもの不安や恐怖

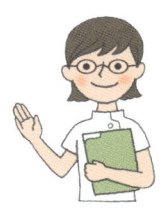

「なんでこんなことで泣いているんだろう？」と町中で出会った子どもたちや親戚の子どもたちなどを見て思ったことが一度はあると思います。大人が思っている以上に特に小さな子どもは、不安や恐怖を感じやすいと思っている人も少なくないと思います。子どもたちはどのようなことに不安や恐怖を感じているのか、発達段階をふまえながら解説していきます。

子どもが不安や恐怖を感じる要因

●発達段階の視点から

　子どもが感じる不安や恐怖には、発達段階の特徴も影響してきます。ピアジェ＊の認知発達段階が参考になるのですが、乳児期は、感覚や運動から外の世界を知る時期であるので、目の前にあり、触れたり見えたりしていた物がなくなると、その存在自体もなくなってしまったと認識するため、驚いて、不安になったり、恐怖心を感じたりします。

　また、幼児期に入ると、感覚として感じていなくても、心の中で何が起きているのか処理できるようになってきますが、直観的で自己中心的であるため、その時の心情や環境にかなり左右されます。学童期に入ってくると、幼児期にあった、自己中心的な部分は少なくなってきて、具体的に理解できる物事は理解できるようになり、客観的や多角的な考え方も徐々にできるようになってくるので、不安や恐怖を感じていたとしても学童期以前よりは、冷静に対処できることもあります。

●外的な要因について

　発達段階の特徴に加え、子どもの不安や恐怖を助長する要因としては、幼児期は、騒音および騒音を出す物、慣れない場面や人、一人でいること、暗闇に恐れを示すともいわれています。加えて、「ママや看護師さんが怖い顔してる…」という状況も、自己中心性が強いため、「何か嫌なことや怖いことが起きる」と自分の想像で不安や恐怖を助長している場合もあります。

　インフォームド・アセントの時点で、ある程度誤解や自己中心的にある不安や恐怖は拭えることも多いですが、実際の場面で恐れを推理した場合、自己をコントロールするには限界があります＊。自己中心性が強い時期の子どもたちには特にその傾向があります。

＊**ピアジェ**　ジャン・ピアジェ：スイスの発達心理学者（1896～1980年）。思考の発達段階を提唱。
＊出典：石川由美香ら、陽子線治療を受ける小児患者に対するプレパレーションの効果、小児がん看護、2014。

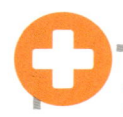

不安や恐怖を感じている子どもへの関わり

●環境を整える

　基本的な部分として、怖がりやすい環境や物には、工夫をしてあげた方がいいでしょう。例えば、検査や処置をする部屋を明るくしてあげたり（処置の際は暗くする必要があったとしても）、使用する機材や物品、または処置室においてある処置には必要のない物は、隠せるようであればタオルやカーテンなどで目隠しをしたり、キャラクターのイラストなどを貼ったりすると不安や恐怖心を軽減することが出来、子どもによっては機嫌よく検査室に入ることができたりもします。

　また、両親や仲良くなった保育士など、慣れ親しんだ人に、検査や処置内容によっては、許可が必要になりますが、実施する室に同伴してもらったり、処置や検査中傍に付き添ってもらい、手をつないだり、声かけをしたりしてもらうことも効果的です。

●発達段階を踏まえる

　幼児期は、アニミズム＊という独特な認識をもつ時期であることを利用して、戦隊ごっこで遊びながら、子どもが「これ（ここ）怖い！」と思うところをやっつける遊びをしたり、「いたいの、いたいの飛んでいけ！」に代表される、おまじないをしたりすることも有効です。

　また、自分自身で、「怖いはず」などと思い込んだり、想像したりしている場合もあるので、誤解があるようであれば、適宜解いてあげましょう。そして、詳細は後述しますが、タブレットで動画を見たり、絵本を読んだり、おもちゃを見せたりして、不安や恐怖に感じている物事から気をそらすこともよく用いる方法です。

●泣くことを否定しない

　そのようなことを行っても泣いてしまう子もいます。ですが、泣いてしまうことは決して悪いことではありません。例えば「処置室に行けた」ことは、大人にとっては、たいしたことではないですが、子どもにとっては、痛い処置が行われるとても怖いところに行けた訳なので、とても頑張ったことになります。

　また、泣きながらでも、採血中腕を動かさずに処置に協力してくれる子もいます。泣くことは悪いことではなく、子どもなりに、いまおかれている恐怖を乗り越えようとしている反応でもあるのです。大切なことは、泣いたことを否定したり、泣くことを止めたりせず、「泣いちゃったけど、○○を頑張った」「泣いちゃったけど、お約束を守ってくれたね、ありがとう」と褒めてあげることです。

●常に主語は「子どもが」

　大人が思う「この子は、これを怖いと思っているだろうな」は、必ずしもイコールではありません。子どもの誤解から不安が助長されていたり、ストレスや緊張が高い状態では、いつもは怖がらないことにも過度に恐怖を感じたりすることもあります。子どもと向き合い、話しを聞くこと、そして、子どもに不安や恐怖を与えているものを避けたり、気持ちを軽減したりできることがあれば、工夫してあげることで、子どもの主体性を引き出せ、協力的になってくれます。

＊**アニミズム**　人形や木や動物など、身の回りのすべてのものに命が宿っているという考え。

検査や治療の大切さ

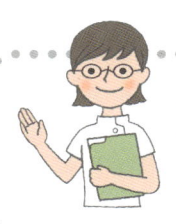

検査や治療のとき、「子どもの最善の利益」は、守られるときもあれば、脅かされてしまうときもあります。その時に大切なことは、「倫理的な視点」です。

子どもの権利 V.S. 検査や治療

子どもたちの気持ちや権利などを尊重することはもちろん大切です。しかし、それだけ、もしくはそればかりを優先することもできません。例えば、採血を嫌がっている子がいたとしましょう。「嫌だったら、やらなくてもいいよ」といって検査をしないことは、本当にその子にとってよいことでしょうか？ 検査を行わなかったことで、どこがどの程度異常であるか、どのような治療が必要なのかがわからず、その子の命を脅かすことにもつながりかねません。

それはつまり、「子どもの最善の利益」にはなりません。ここが子どもの医療の現場に置いて、よく遭遇することであり、難しいところでもあります。この章の冒頭でも、「子どもの権利を尊重するべき」と説明しましたが、その観点からすると、子どもが嫌がることを無理強いすること、命を救う

ために検査をする必要があることは、矛盾します。

少し難しい話しですが、このような困りごとを**倫理的な問題**と呼びます。上記のように、どちらも大切で選び難く、葛藤することを**倫理的なジレンマ**と呼びます。このようなときに、解決のヒントとなる方法として、情報を4分割に整理する方法を次ページに示します。これは、倫理的ジレンマが生じた際、情報を整理し、関わっているスタッフとも共有しながらディスカッションすることで、よりよい方向性を見いだす手助けになります。

各検査や治療の度に行っている訳ではありませんが、これを頭の中で行い、考えることは大切です。大事な検査や治療を決める際こそ、このような方法を用いて、自分だけでなく、多職種で話し合うことも必要です。

●子どもの最善の利益を守る関わり

一方で、省くことのできない検査や処置なのであれば、できるだけ苦痛を軽減する工夫をしてあげましょう。例えば、鎮静剤を使用して行う必要がある検査や処置なのであれば、薬の効果がある間にいくつか一緒にできるようにしたり、逆に学童期の子であれば、1度にたくさんの検査や処置があると、院内学級の授業への参加や友達と遊ぶ時間の確保ができなくなるため、急ぐ検査や処置でなければ、その子のタイムスケジュールを見て調整したりすることを考えてあげましょう。そし

て、検査や処置に伴う直接的なストレスや苦痛を緩和するため、痛みが伴うものであれば、鎮痛剤を使用したり、前述しているようなディストラクションを積極的に行ったりしていくことも大切なことです。

加えて、前述したインフォームド・アセントを行うことは、子どもたちの方から、嫌な検査や処置を乗り越えようとする主体的な気持ちを引き出すこともできる方法です。次のコラムで、私の経験をお話しします。

▼臨床倫理の4分割法＊

医学的適応（Medical Indications） 善行と無危害の原則	患者の意向（Patient Preferences） 自律性尊重の原則
・患者の医学的問題は？　病歴は？　診断は？　予後は？ ・急性か、慢性か、重体か、救急か？　可逆的か？ ・治療の目的は何か？ ・治療が成功する確率と奏功しない場合の計画は？ 　要約すると、この患者が医学的および看護的ケアからどのくらいの利益を得られるか？　また、どのように害を避けることができるか？	・患者には精神的判断能力と法的対応能力があるか？ ・対応能力がある場合、患者は治療についての意向についてどういっているか？ ・患者は利益とリスクについて知らされ、それを理解し、同意しているか？ ・対応能力がない場合、適切な代理人は誰か？その代理人は意思決定に関して適切な基準を用いているか？ ・患者の事前指示はあるか？ ・患者は治療に非協力的か、または協力できない状態か？ 　要約すると患者の選択権は倫理・法律上最大限に尊重されているか？
QOL（Quarity of Life） 善行と無危害と自律性尊重の原則	周囲の状況（Contexual Features） 忠実義務の公正の原則
・治療した場合、あるいはしなかった場合に、通常の生活に復帰できる見込みはどの程度か？ ・治療が成功した場合、患者にとって身体的、精神的、社会的に失うものは何か？ ・医療者による患者のQOL評価に偏見を抱かせる要因はあるか？ ・患者の現在の状態と予想される将来像は延命が望ましくないと判断されるかもしれない状態か？ ・治療をやめる計画や理論的根拠、緩和ケアの計画はあるか？	・治療に関する決定に影響する要因はあるか？（家族、医師、看護師） ・財政的・経済的要因、宗教的・文化的要因はあるか？ ・守秘義務を制限する要因はあるか？ ・資源配分の問題はあるか？ ・治療に関する決定に法律はどのように影響するか？ ・臨床研究や教育は関係しているか？ ・医療者や施設側で利害対立はあるか？

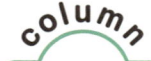

押してもダメなときは一歩引く

　筆者がプレパレーションを行った子の中で、検査を嫌がる子がいました。そのため、鎮静薬で眠った状態で検査をするかどうか、選んでもらうことにしましたが、「どっちもいやだ！」の一点張りでした。どちらも嫌では、その子のためにもなりません。筆者がとった行動は「待つ」です。プレパレーションは「心の準備」をすることでもあります。拒否しつつもその子なりに葛藤している様子は見てわかりました。待っていると、私のところにやってきて「お薬なしで頑張る！」といってくれました。いくつか追加の質問があったため、ひとつずつ答えると納得し、検査室では怖くなり、泣いてしまいましたが、「今は動かないで」という大事なときには泣くことも我慢し、最後まで検査を乗り越えることができました。その子は、それ以降、他の類似した検査のときも鎮静せずに頑張れるようになっています。必ずしも「何か子どもにすること」だけがプレパレーションではありません。

＊出典：Albert R. Jonsenほか著、赤林朗ほか監訳、臨床倫理学、第5版、臨床医学における倫理的決定のための実践的なアプローチ、新興医学出版社。

プレパレーションに使用する道具

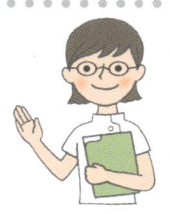

プレパレーションを行っているときに使用する物は、前述のインフォームド・アセントのときに用いる物と、実際の検査や処置中にディストラクションに使用する物とがあります。ここでは、後者のときに使用する道具について説明していきます。

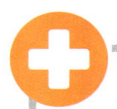

検査や治療中に使用する道具

ディストラクション＊のポイントとなることは、検査や処置の際に如何に効率的に気をそらすことができるか、本人の興味などの観点から、方法を選択していきます。加えて、注意すべきこととして、処置や検査に持ち込んではいけないもの（例：MRI検査に金属を使用したものなど）、ディストラクションを行える範囲（例：清潔区域には入らないようになど）を事前に確認する必要があります。具体的な方法は、次表に示します。

▼ディストラクションの方法＊＊

視覚的刺激	絵本、動画、動くおもちゃ（またはおもちゃを動かす）、万華鏡、鏡など。
聴覚的刺激	音楽、読み聞かせ、音のなるおもちゃ、お話をする。
触覚的刺激	ストレスボール、粘土、ぬいぐるみ、お気に入りのタオルなど、手を握る、体をさするなど。
嗅覚的刺激	アロマテラピー、慣れ親しんだ人やものの匂いなど。
遊び	数遊び、ごっこ遊び、工作、ゲームなどのその子が望み、処置や検査を妨害しないもの。
その他	両親や慣れ親しんだスタッフ（保育士やチャイルドライフスペシャリストなど）の同席。

＊**ディストラクション**　遺体を装飾する要素である不安や緊張の非薬物学的緩和法のこと。
＊＊出典：田中恭子：プレパレーションの5段階について、小児保健研究、第68巻、第2号、173-176、日本小児保健協会。

それぞれの子どもに寄り添った プレパレーションの方法

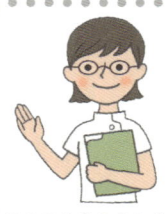 同じ検査のプレパレーションを行うにしても、実施する子どもが異なれば、また子どもの心身の状況が異なれば、方法は変わってきます。基本的なノウハウは前述しましたので、ここでは、特徴のある子どもへのプレパレーションについて示します。

発達障害を持つ子どもへのプレパレーション

発達障害には、ASD（自閉症、アスペルガー症候群）や注意欠陥多動性障害（ADHD）などがあります。ASDの子どもたちは、自分と他者との距離感がわかりにくかったり、こだわりが強かったりする特徴があります。またADHDの子どもたちは、じっとしていることが苦手で、衝動的になりやすかったり、かんしゃくを起こしやすかったりします。周囲から見るととても突飛であったり、危なかったりするため、安全を守る為に注意深く関わったり、関わり方に工夫が必要だったりします。これらの特徴から、検査や処置には、鎮静剤を用いられることも少なくありません。

発達障害を持つ子どもたちへのプレパレーションのポイントは、「病気の特徴を利用すること」「偏見を持たないこと」です。私の経験も踏まえると、まず、「自閉症だからな・・・」とその子を病気に当てはめず、どのような子かよく観察し、プレパレーションに行かせる特徴はないかアセスメントします。自閉症の子は、コミュニケーションが特徴的な子もいるので、両親にも協力していただき、行います。

その後は、いまから何をして、どうなるのか、検査室や検査の工程などを写真で見せるなど、視覚的にわかりやすい方法で伝えていきます。ADHDの子たちは、注意がそれやすいので、好きな動画でディストラクションを行っている間に処置を行うなどの環境や動機付けを工夫したり、プレパレーションの時間を短めに設定し、集中しやすくしたりしていきます。注意しなければならないことは、ときどき感覚が過敏な子がいるため、音や匂い、痛みなどが伴う場合には、注意が必要で、かつ、予防や軽減できる対処は行うことも必要です。

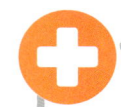

言葉や身体に不自由さを持つ子どもへのプレパレーション

いままでお伝えしたプレパレーションは、肢体や言語に不自由がない子どもたちへのものになります。病院に通う子どもたちの中には、手足が動かせなかったり、言葉でのコミュニケーションが難しかったりする子どもたちもいます。

そのような不自由さを持っていても、認知機能の発達に問題がないのであれば、その不自由な部分をどう補っていくかがプレパレーションのポイントになります。例えば、言葉が話せない子であれば、クローズドクエスチョンといって、「はい」「いいえ」で意思表示できる質問方法を用いることで、その子にできる合図で返答することができます。

加えて、字が書けたり、読めたりできる子であれば、文字盤やメモ帳があれば、コミュニケー

ションをとることができます。耳が聞こえない子であれば、視覚や触覚からアプローチできるツールや方法（絵本を読んでもらう、実物を触ってもらうなど）を選択すればできますし、手足が不自由な子であれば、車いすに乗って検査室の見学に連れて行ったり、動かせない手を支えてあげて、ご褒美のシールを貼ったりと「ここはお手伝いするね」と声をかけ、リハビリテーションの要素を入れながら行うこともおすすめです。

プレパレーション前の情報収集の際に、理学療法士や言語療法士のカルテや両親などから、その子のどのあたりが、どの程度不自由なのかの情報をとり、言語やADLのアセスメントをしながらプレパレーションしてくことが必要です。

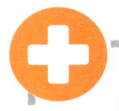

病状による心理的な不安定さがある子どもへのプレパレーション

発病直後であったり、術後や様々な治療による副作用などで体調が悪いときなどは、心理的にも揺らいでいたり、抑うつ的になっていたりすることも多いです。そのようなときは、いつもであればきちんと話しを聞いてくれる子が、目も合わせてくれなかったり、話している内容をネガティブに捉えてしまったりといつもと違う状況にもなりかねません。

そのため、このような子どもたちにこそ、子どもたちのタイミングに合わせ実施する必要があります。その子の体調と心の状況や推移を見て、例えば熱が下がって表情が穏やかであったり、痛み止めが効いていて、おもちゃで遊ぶ元気が出たりと、調子のいいときに合わせてプレパレーションを実施できるよう調整します。「検査は明日だか

ら、やらないと！」といきなりやることは逆効果になったり、あまり有効なものにならなかったりする可能性もあります。

また、少しでも不安や緊張、嫌な気持ちが和らぐよう、母親など慣れ親しんだ人に同席してもらい、体をさすってもらいながら、抱っこしてもらいながら実施することも効果的です。注意しなければならないことは、状況に応じて中断するという判断も時には必要だということです。その子の状況によっては、事前に医師にも相談してからプレパレーションを実施したり、チャイルドライフスペシャリストや臨床心理士などの心理の専門家にも関わり方を相談したりすることも検討しましょう。

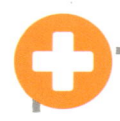

思春期の子どもへのプレパレーション

思春期の子どもたちは、医療現場でも関わりづらさを感じる医療スタッフが多くいます。自分自身の思春期、いわゆる反抗期の時期を思い出してみるとわかりやすいかもしれませんが、発達段階の特徴として、「アイデンティティの確立」をしていく時期です。これは、「自分とはこういう人間」ということを模索し、大人へと成長していく過程であり、背伸びしたり、子どもっぽいところが残っていたりと、様々な様相をみせます。そのため、その子の全体像を捉えづらく、また振り回されやすくもあるので、関わりづらさへとつながってきます。

認知的な発達としては、大人とほぼ同様になってくるため、きちんと説明すれば、抽象的な物事も物事の因果関係も理解することができます。ただ、あまり親しくないスタッフがプレパレーションを行ったとすると、無視したり、素っ気なく追

い払ったりするかもしれません。入院中の子であれば、ふだんの関わりの中で、信頼関係を気づいておいた方がいいでしょう。そして、まだ大人になりきれていないため、両親や看護師に依存的になる一面もあると思いますが、自分で選択して、自分で解決していけるように、機会を与えていきます。例えば、痛みが伴う処置があったとき、痛みを緩和する方法は何がいいか、処置の最中、どのようなことはしてほしくなく、どのようなサポートがほしいかなどを一緒に考えていきます。学童期以前の子どもたちへのプレパレーションとは異なり、高度なものになります。加えて、周囲に気を使って、我慢したり、聞きたいことがあっても恥ずかしくて聞けなかったりというときもあるので、いつでも助けになる、話しを聞くという姿勢を示すことも大切になってきます。

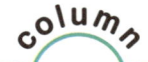

子どもの持つ力

上記に挙げた例やプレパレーションの方法は、ほんの一部であり、他にも様々なケースや工夫があります。大切なことは、プレパレーションを困難にする要因があったとしても、プレパレーションをやらない理由にはならないということです。「この子の特徴は何か？」をよく観察し、プレパレーションに活かせる部分は活かし、困難部分は工夫を凝らし、実施してあげてください。「この子は、プレパレーションをしてもあまり成果は出ないだろうな」などと思っていると、大人の方が、子どもの持つ力に驚かされます。

保護者の参画

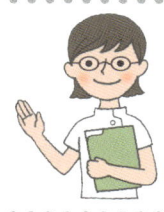

いままでの各章でも触れていますが、「子どもの安心・安楽」「子どもの主体性の促進」のため、両親に（特に入院や外来受診時は、母親が付き添うことが多いため、主に母親）いかに協力してもらうかによって、プレパレーションの効果が左右されます。

親と子の愛着について

子どもの安心については、親子の愛着ということが関係してきます。幼児期、特に2歳頃までは、愛着行動が発達する時期であると言われています。その後、子どもは、母親などの愛着の対象となる人を「安全基地」として使用するようになり、そこを起点として、初めての人に近寄ってみたり、興味深い場所をうろうろしたりと探索行動を行うようになります。具体的な愛着行動は減少するといわれているが、母親を安全基地とした探索行動を熱心にする時期であり、不安、恐れ、病気、疲労などがある場合には、子どもの愛着行動は増強するとも言われています。母親から離れなかったり、近くにいること、抱っこすることを要求したりしているときは、不安や恐怖心を感じている証拠にもなります。そのときは、愛着の対象者である母親が近くにいる状況で、プレパレーションをすることで、緊張が解け、その子が持つ本来の力を発揮しやすくなります。

親は子のアドボケーター*

また、主体性については、その子が産まれたときから、母親は成長を見守り、育児してきています。どのような時に、どのような声かけで、どのようなご褒美があれば、やる気が出て来るか、逆にこういうときは、機嫌が悪くなり出来ないなどの子どもの反応をよく知っています。加えて、一番信頼を置いている人からの言葉掛けには、かなりの影響力もあります。そして、母と子の間だけの特有の会話や言葉があるときもあります。時には、嫌な検査を頑張るときにやる儀式があるときもあります。プレパレーションの前に情報収集し、プレパレーションや実際の処置や検査の最中にも適宜母親と相談しながら、プレパレーションの計画を修正していきましょう。

*アドボケーター　代弁者、擁護者などの意。

参考文献

- 『病院のこども憲章』こどもの病院環境＆プレイセラピーネットワークNPHC、1988年採択
- 『フィジカルアセスメントと救急対応（小児看護ベストプラクティス）』
  及川郁子、中山書店、2014年刊
- 『経管栄養を必要とする子どもの看護』小児看護、第36巻 第7号、へるす出版、2013年刊
- 『はじめての子どものフィジカルアセスメント』小児看護、第37巻 第3号、へるす出版、2014年刊
- 『子どもの検査への対応とその評価』小児看護、第39巻 第3号、へるす出版、2016年刊
- 『小児看護技術の基本』小児看護、第39巻 第8号、へるす出版、2016年刊
- 『夜尿症の子どものトータルケア』小児看護、第40巻 第1号、へるす出版、2017年刊
- 『小児肥満症診療ガイドライン2017』日本肥満学会編、ライフサイエンス出版、2017年刊
- 『小児看護技術（ナーシング・グラフィカ小児看護学②）』中野綾美編、メディカ出版、2013年刊
- 『小児看護学概論 小児臨床看護総論 小児看護学1 第13版（系統看護学講座 専門分野Ⅱ）』
  奈良間美保他著、医学書院、2017年刊
- 『小児臨床看護各論 小児看護学2 第13版（系統看護学講座 専門分野Ⅱ）』
  奈良間美保他著、医学書院、2017年刊
- 『精神看護の基礎 精神看護学1 第5版（系統看護学講座 専門分野Ⅱ）』
  武井麻子他著、医学書院、2017年刊
- 『精神看護の展開 精神看護学2 第5版（系統看護学講座 専門分野Ⅱ）』
  武井麻子他著、医学書院、2017年刊
- 『学生のための精神看護学』吉浜文洋・末安民生編、医学書院、2010年刊
- 『小児看護学概論 改訂第3版（看護学テキストNiCE）』二宮啓子・今野美紀編、南江堂、2017年刊
- 『小児看護技術ー子どもと家族の力をひきだす技（看護学テキストNiCE）』
  今野美紀・二宮啓子編、南江堂、2010年刊
- 『精神看護学Ⅱー臨床で活かすケア　こころ・からだ・かかわりのプラクティス　改訂第2版
  （看護学テキストNiCE）』萱間真美・野田文隆編、南江堂、2015年刊
- 『これだけは知ってきたい小児ケアQ＆A 第2版』五十嵐隆編、総合医学社、2011年刊
- 『子どものみみ・はな・のどの診かた』工藤典代、南山堂、2009年刊
- 『小児看護学事典』日本小児看護学会監修、へるす出版、2007年刊
- 『こどもの病気の地図帳』鴨下重彦・柳澤正義監修、講談社、2002年刊
- 『小児てんかん診療マニュアル　改訂第2版　増補版』藤原建樹監修、診断と治療社、2010年刊
- 日本看護協会編、日本看護協会看護業務看護基準集2007年改訂版、日本看護協会出版会
- 『すべてわかるこどものてんかん』皆川公夫監修、クリエイツかもがわ、2014年
- 文部科学省「通常の学級に在籍する発達障害の可能性のある特別な教育的支援を必要とする児童
  生徒に関する調査」

- ユニセフHP　https://www.unicef.or.jp/kodomo/kenri/
- 一般社団法人日本小児心身医学会HP　http://www.jisinsin.jp/outline.htm
- スマイルタッチ　http://www.smile-t.jp/index.html
- 内藤デザイン研究所　http://purepa1024.web.fc2.com
- キワニスドール　http://www.japankiwanis.or.jp/tokyo/index.html
- 堀内ウッドクラフト　http://www.horiuchiwoodcraft.com/preparawood/

索引

MEMO

【著者紹介】

渡邉　朋（わたなべ　とも）
　千葉大学医学部附属病院 看護部
　小児看護専門看護師

吉村　由美香（よしむら　ゆみか）
　筑波大学附属病院 看護部
　小児看護専門看護師

髙木　典子（たかぎ　のりこ）
　茨城県立医療大学付属病院 看護部
　小児看護専門看護師

金丸　友（かなまる　とも）
　秀明大学 看護学部小児看護学分野

横山　奈緒実（よこやま　なおみ）
　松戸市立総合医療センター看護局
　小児救急看護認定看護師、小児看護専門看護師

武田　千晶（たけだ　ちあき）
　松戸市立総合医療センター 看護局

齊藤　千晶（さいとう　ちあき）
　ユーカリが丘アレルギーこどもクリニック

【編集協力】
株式会社エディトリアルハウス

【本文キャラクター】
大羽　りゑ

【本文イラスト】
タナカ　ヒデノリ

看護の現場ですぐに役立つ
小児看護のキホン

| 発行日 | 2018年 2月20日 | 第1版第1刷 |
| | 2022年 6月 1日 | 第1版第4刷 |

著　者　渡邉　朋（代表）

発行者　斉藤　和邦
発行所　株式会社　秀和システム
　　　　〒135-0016
　　　　東京都江東区東陽2-4-2　新宮ビル2F
　　　　Tel 03-6264-3105（販売）Fax 03-6264-3094
印刷所　三松堂印刷株式会社　　　　Printed in Japan

ISBN978-4-7980-5246-5 C3047